Елена Будко
Анатолий Хабаров

Цинк и питание

AF141891

Елена Будко
Анатолий Хабаров

Цинк и питание

LAP LAMBERT Academic Publishing

Impressum / Выходные данные

Bibliografische Information der Deutschen Nationalbibliothek: Die Deutsche Nationalbibliothek verzeichnet diese Publikation in der Deutschen Nationalbibliografie; detaillierte bibliografische Daten sind im Internet über http://dnb.d-nb.de abrufbar.

Alle in diesem Buch genannten Marken und Produktnamen unterliegen warenzeichen-, marken- oder patentrechtlichem Schutz bzw. sind Warenzeichen oder eingetragene Warenzeichen der jeweiligen Inhaber. Die Wiedergabe von Marken, Produktnamen, Gebrauchsnamen, Handelsnamen, Warenbezeichnungen u.s.w. in diesem Werk berechtigt auch ohne besondere Kennzeichnung nicht zu der Annahme, dass solche Namen im Sinne der Warenzeichen- und Markenschutzgesetzgebung als frei zu betrachten wären und daher von jedermann benutzt werden dürften.

Библиографическая информация, изданная Немецкой Национальной Библиотекой. Немецкая Национальная Библиотека включает данную публикацию в Немецкий Книжный Каталог; с подробными библиографическими данными можно ознакомиться в Интернете по адресу http://dnb.d-nb.de.

Любые названия марок и брендов, упомянутые в этой книге, принадлежат торговой марке, бренду или запатентованы и являются брендами соответствующих правообладателей. Использование названий брендов, названий товаров, торговых марок, описаний товаров, общих имён, и т.д. даже без точного упоминания в этой работе не является основанием того, что данные названия можно считать незарегистрированными под каким-либо брендом и не защищены законом о брендах и их можно использовать всем без ограничений.

Coverbild / Изображение на обложке предоставлено: www.ingimage.com

Verlag / Издатель:
LAP LAMBERT Academic Publishing
ist ein Imprint der / является торговой маркой
OmniScriptum GmbH & Co. KG
Heinrich-Böcking-Str. 6-8, 66121 Saarbrücken, Deutschland / Германия
Email / электронная почта: info@lap-publishing.com

Herstellung: siehe letzte Seite /
Напечатано: см. последнюю страницу
ISBN: 978-3-659-53842-1

Оглавление

Вместо введения. Что мы знаем о цинке?

Исследовать цинк стали совсем недавно. В 1963 г. впервые было заявлено о том, что цинк необходим организму, а 10 лет спустя определили его норму. Современные исследования касаются многих областей, это диетология и биохимия, экология и токсикология, профилактика и лечение заболеваний. Представим кратко основные достижения этих исследований: цинк

- усиливает иммунный ответ;
- участвует в изменении аппетита и вкуса;
- участвует в процессах лактации;
- участвует в процессах воспроизведения потомства;
  - необходим для нормального прохождения всех фаз дробления оплодотворенной яйцеклетки до ее фиксации в полости матки, когда развивающийся эмбрион начинает получать все необходимое с кровью;
  - оказывает действие на рост клеток, особенно в фазах репродукции и дифференцировки;
  - оказывает влияние на деление клеток через воздействие на цитоскелет;
  - участвует в переходе из одной фазы клеточного цикла в другую, его недостаток блокирует этот процесс;
  - является ингибитором апоптоза в различных клеточных системах (эпителиальная, эндотелиальная, лимфоидная и железистая ткани).
  - участвует в нуклеиновом обмене;
  - стабилизирует структуру ДНК, РНК и рибосом;
  - обеспечивает обратимость процессов денатурации ДНК;
  - принимает участие в дыхательной цепи митохондрий;
- участвует в функционировании более 500 различных белков;
- входит в состав гормонов (эндокринный элемент);
- входит в состав 200 ферментов, выполняя как катализирующую, так и ингибиторную роль, регулируя тем самым ферментативную активность (каталитический элемент);
  - участвует в жировом обмене;
  - участвует в углеводном обмене;
  - участвует в белковом обмене;

- o тормозит свободнорадикальное окисление;
- o способствует стабилизации сульфгидрильных групп;
- принимает участие в процессах кальцификации костной ткани;
- препятствует высвобождению гидролитических ферментов и ускоряет синтез коллагена в заживающей ране.

Причины дефицита цинка:
- злоупотребление алкоголем;
- избыточное поступление в организм эстрогенов, кортикоидов, диуретиков и некоторых других лекарственных препаратов;
- парентеральное питание;
- состояние после операций, после ожогов;
- усиленное расходование цинка (например, при беременности, кормлении грудью, в период заживления ран, выздоровления после болезней);
- нарушение всасывания цинка в кишечнике (дисбактериоз, ферментопатия и пр.);
- кишечные паразиты;
- псориаз, себорея, повышенная потливость.

Основные проявления дефицита цинка.
- раздражительность, утомляемость;
- потеря памяти, нарушение сна;
- гиперактивность;
- депрессивное состояние;
- предрасположенность к алкоголизму;
- снижение остроты зрения;
- потеря вкусовых ощущений, язвы во рту;
- расстройства обоняния;
- снижение аппетита;
- диарея;
- уменьшение массы тела, похудание;
- накопление в организме железа, меди, кадмия, свинца;
- чешуйчатые высыпания на коже, угри, фурункулез, экзема, дерматит, псориаз, трофические язвы, плохое заживление ран;

- расслоение ногтей, появление на них белых пятен;
- тусклый цвет волос, перхоть, выпадение волос;
- замедление роста;
- снижение уровня инсулина, риск развития сахарного диабета;
- задержка роста, позднее созревание у детей (особенно у мальчиков);
- снижение оплодотворяющей способности сперматозоидов;
- снижение сексуальной активности, импотенция у мужчин;
- увеличение риска развития аденомы простаты;
- преждевременные роды, рождение ослабленных детей, стерильность у женщин;
- снижение Т-клеточного иммунитета, снижение сопротивляемости к инфекциям;
- частые и длительные простудные заболевания;
- аллергические заболевания;
- анемия;
- увеличение риска развития опухолевых процессов;
- ускоренное старение.

Причины избытка цинка:
- избыточное поступление (например, при контакте с соединениями цинка производственных условиях);
- неконтролируемое использование препаратов цинка, в том числе мазей;
- нарушение регуляции обмена цинка.
-

Основные проявления избытка цинка.
- нарушение функции иммунной системы, аутоиммунные реакции;
- нарушения состояния кожи, волос, ногтей;
- болезненная чувствительность желудка, тошнота;
- снижение содержания в организме железа, меди, кадмия;
- ослабление функций предстательной железы;
- ослабление функций поджелудочной железы;
- ослабление функций печени.

Синергисты и антагонисты

Функциональными антагонистами цинка являются медь, кадмий, свинец, особенно на фоне дефицита белка.

Повышенное поступление фитатов, фосфатов, избыток кальция, прием кортикоидов, оральных контрацептивов, анаболиков, антиметаболитов, диуретиков, алкоголя, иммуносупрессоров могут привести к дефициту цинка в организме.

Часть 1 Микроэлементозы - всемирная проблема

Теории, связывающие развитие многих болезней с дефицитом макро- и микроэлементов, относятся к самым современным научным разработкам. Из 50 элементов, присутствующих в живом организме, 26 являются необходимыми для него. Микроэлементами названы 14 элементов, поскольку их концентрация в организме не превышает 0,01%. В число необходимых микроэлементов включены железо, медь, цинк, марганец, кобальт, селен, олово, молибден, никель, кремний, ванадий, хром, фтор, йод. Существует также группа веществ, биологические эффекты которых установлены, но еще не доказано, что они являются необходимыми, - стронций, бор, бром, кадмий и свинец (Скальный А.В., 2004.)

Исследования показали, что лишь 3-4% людей не имеют никаких нарушений минерального обмена, а нарушения являются первопричиной или индикатором множества известных болезней (microelement) (рис.1):

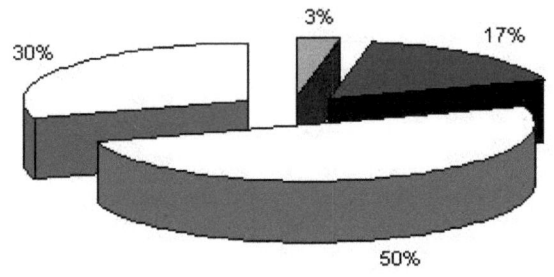

Рисунок 1 распределение населения по степени отклонения макро-мироэлементного баланса от нормы.

Болезни и симптомы, обусловленные дефицитом, избытком или дисбалансом микроэлементов, называют микроэлементозами.

Микроэлементозы могут иметь экзо- и эндогенное происхождение, но они, как правило, экзогенны. В их возникновении основную роль играют промышленные или природные факторы (табл.1).

Таблица 1. Классификация микроэлементозов (по А.П.Авцыну).

Микро-элементозы	Основные формы заболеваний	Краткая характеристика
Природные эндогенные	1. Врожденные 2. Наследственные	• При врожденных микроэлементозах в основе заболевания может лежать микроэлементоз матери. • При наследственных микроэлементозах недостаточность, избыток или дисбаланс МЭ вызываются патологией хромосом или генов.
Природные экзогенные	1. Вызванные дефицитом МЭ 2. Вызванные избытком МЭ 3. Вызванные дисбалансом МЭ	Природные, т. е. не связанные с деятельностью человека и приуроченные к определенным географическим локусам эндемические заболевания людей, нередко сопровождающиеся теми или иными патологическими признаками у животных и растений.
Техногенные	1. Промышленные (профессиональ-ные) 2. Соседские 3. Трансгрессив-ные	Связанные с производственной деятельностью человека болезни и синдромы, вызванные избытком определенных микроэлементов и их соединений: • непосредственно в зоне самого производства; • по соседству с производством; • в значительном отдалении от производства за счет воздушного или водного переноса микроэлементов.
Ятрогенные	1. Вызванные дефицитом МЭ 2. Вызванные избытком МЭ 3. Вызванные дисбалансом МЭ	Быстро увеличивающееся число заболеваний и синдромов, связанных • с интенсивным лечением (пероральным, парентеральным, чрескожным, ингаляционным) разных болезней препаратами, содержащими МЭ, • с поддерживающей терапией (например, с полным парентеральным питанием) • с некоторыми лечебными процедурами — диализом, не обеспечивающим организм необходимым уровнем жизненноважных микроэлементов.

Известно, что источником микроэлементов в растительных продуктах питания является почва, т.е. их концентрация в овощах и фруктах напрямую зависит от ее минерального состава. В.И. Вернадский дал определение понятию «биогеохимические провинции» - области на поверхности Земли, различающиеся по содержанию (в их почвах, водах и т.п.) химических элементов (или соединений), с которыми связаны определенные биологические реакции со стороны местной флоры и фауны (Вернадский В.И., 1983).

Наиболее известными примерами недостаточности одного микроэлемента являются железодефицитная анемия, эндемический зоб, а также флюороз зубов, обусловленный избыточным потреблением фтора с питьевой водой (Авцын А.П., 1991). В Забайкалье, Китае, Корее население поражается деформирующими артрозами (уровская болезнь – размягчение и искривление костей). Почвы этих территорий имеют повышенное содержание Sr, Ba, и пониженное - концентрации Co, Ca, Cu. За счет высокой химической активности Sr нарушается Ca- Sr обмен и развивается стронциевый рахит. Избыток железа вызывает сидероз глаз и легких, что связано с отложением соединений железа в тканях этих органов на Урале в горных районах Сатки. В Армении в почвах повышенное содержание молибдена, поэтому 37% населения страдает подагрой. На Урале дефицит в пище йода – от недостатка йода развивается «базедова болезнь». У лиц, проживающих в районах Крайнего Севера (п-ов Ямал, Саха-Якутия) часто выявляются избыточные количества марганца, железа, мышьяка, что, вероятно, обусловлено геохимическими факторами (в частности составом питьевой воды). В Воронежской и Калужской областях установлены зоны с высоким содержанием Cu.

Самая высокая смертность от ишемической болезни сердца отмечается в северных районах Великобритании и северо-восточном районе Финляндии, где преобладают подзолистые почвы с дефицитом микроэлементов. В США смертность от сердечно-сосудистых болезней коррелирует с типами почв, которые резко различаются по содержанию в них микроэлементов. Черноземы принято считать почвами оптимального микроэлементного состава, своего рода эталонами. Плодородные почвы Центрального Черноземья имеют более высокий уровень содержания всех элементов, чем почвообразующие породы. Однако при детальном изучении оказалось, что это не совсем так.

Например, по сравнению с кларком - средним, нормальным содержанием в почвах черноземы Центрального Черноземья имеют дефицит таких микроэлементов, как бериллий, стронций, ванадий, хром, подвижных форм цинка и молибдена (Протасова Н.А. 1992, 1998). Низкое содержание бора установлено в серых лесных почвах русской равнины.

Гипомикроэлементозы как результат распространенных нарушений в повседневном питании

Природное происхождение имеют не только эндемические гипо- и гипермикроэлементозы, казуально связанные с анормальным содержанием микроэлементов в окружающей среде, но и гипомикроэлементозы как результат распространенных нарушений в повседневном питании (Бабенко Г.А. 2001, Башкірова Л. 2004), приводящих к недостаточному поступлению микроэлементов с пищей, которые наиболее наглядно проявляются у детей. Проведение обследования групп населения позволяет получить объективную информацию о состоянии экологии, питания и влиянии элементного статуса населения на медико-демографические показатели.

Демографические показатели и заболеваемость населения корреспондируются с уровнем накопления в организме токсичных и условно эссенциальных элементов и обеспеченностью жизненно важными макро- и микроэлементами (Н.А. Агаджанян, А.В. Скальный, 2001, Campbell J.D. 2001). В качестве объектов используются кровь, волосы, оценивается микроэлементное наполнение предпочтительных диет. Все без исключения субъекты РФ по содержанию химических элементов в биосубстратах населения (волосы) статистически значимо отличаются друг от друга. В ходе массового скрининга элементного статуса населения ЦФО показана связь продолжительности жизни с содержанием химических элементов в волосах, причем для женщин в меньшей степени, чем для мужчин (Скальный А. В. 2000).

В работе (Скальный А.В. , Быков А.Т. 2003) на основе анализа волос по составу химических элементов было показано, что для РФ в целом характерно значительное распространение недостаточности эссенциальных макро- и микроэлементов, в первую очередь магния, цинка, меди; относительный дефицит марганца часто встречается в Москве, Санкт-Петербурге, Саратове, Московской, Мурманской, Ивановской областях, пониженное содержание меди — в Нижнем Новгороде, Новосибирске, Иркутске, Саратове и др. Практически всем лицам, проживающим на территории Оренбургской области необходимы продукты питания богатые цинком, селеном фосфором и различными витаминами (А.В. Скальный, Е.В. Сальникова, 2011).

Результаты популяционных исследований, проведенных Институтом питания РАМН, свидетельствуют о крайне недостаточном потреблении и все более нарастающем дефиците витаминов (А, группы В, С, Е), а также микроэлементов (железа, цинка, йода) у значительной части населения Российской Федерации (Коровина Н.А. 2011, Тутельян В.А. 2000). По данным медицинского диагностического центра молекулярной медицины «Микроэлемент» в России наиболее часто встречаются дефициты цинка, меди и марганца (рис.2). Взрослые 40-65 лет страдают полиминеральными дефицитами в 40% случаев. Это связано с неправильным питанием, избыточным поступлением тяжелых металлов (избытки свинца, стронция, кадмия, кобальта, алюминия – в 30% случаев одновременно). Практически у всех, у кого есть дефицит магния, выявляется дефицит марганца, который проявляется аллерго-дерматозами. анемией. Дефицит селена – каждый пятый случай для проживающих в Москве и Московской области. Избытки стронция находят у 10% мужчин и женщин, у которых выявлен кальций-магниевый дефицит. Дефициты цинка у 20% – риск простатита и аденомы предстательной железы. У мужчин – дефицит магния и избыток алюминия (40%) связаны с курением, малым употреблением микроэлементов, стрессом (магний вымывается из организма).

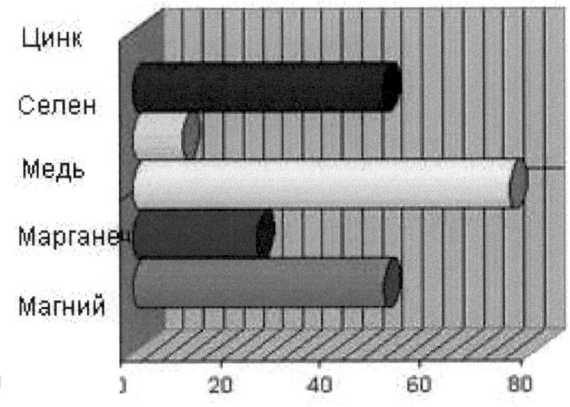

Рис. 2. Дефициты элементов, среди обратившихся в медицинский диагностический центр молекулярной медицины «Микроэлемент» http://www.microelement.ru/inf/microelement

Часто находят избыточное накопление меди у женщин-руководителей среднего класса в связи с психо-эмоциональными перегрузками, стрессами, что в дальнейшем приводит к хронической дискинезии желчевыводящих путей, нарушению всасывания, синдрому дефицита молибдена – антагониста меди; происходит патогенное обсеменение кишечника, нарушение обмена мочевой кислоты. Одна из проблем у женщин детородного возраста – дисфункция коры надпочечников, невынашивание плода (дефициты калия, марганца и бора в 30%). Среди женщин часто выявляется нарушение обмена кальция и магния на фоне синдрома дефицита бора (50%), что является толчком для развития мастопатии, дисфункции паращитовидных желез, а это – причина развития в дальнейшем остеопении и остеомаляции (размягчение костной ткани). В крови показатели кальция и магния при этом не изменяются (С. А. Рустембекова 2006 г).

Недостаточность микроэлементов особенно часто регистрируется в раннем детстве (Lind T. 2004, Benes B. 2003, Абатуров А.Е. 2008, Щеплягина Л.А. , Нагорная Н.В.,), когда потребность организма в них особенно высока, а пища не всегда содержит их в достаточном количестве. Среди детей и подростков, испытывающих хронический дефицит микронутриентов (минералов и витаминов), в 3 раза чаще встречаются курильщики и наркоманы (С. А. Рустембекова 2006). Для детей, постоянно проживающих в Санкт-Петербурге, приоритетной проблемой является массовая распространенность дефицитов важнейших макроэлементов Ca и Mg, жизненно важных микроэлементов Co, Zn, Mg, Cu, Se, J (Детков В.Ю., Скальный А.В., 2013)

В результате изучения макро- и микроэлементного состава пищевых рационов у значительного числа учащихся 2–3-х классов городских и сельских школ был выявлен выраженный дефицит поступления в организм основных минералов: кальция, цинка, фосфора, йода. Установлено, что дефицит микронутриентов в рационе у младших школьников, проживающих в городе, отмечается с большей частотой, чем в группе сельских детей. (Бурцева Т.И., 2008). Исследоване крови 100 детей 5-7 лет г. Одессы показало, что у значительного количества обследованных наблюдается дисгомеостаз цинка, железа и меди, 14% - по всем трем элементам. 44% детей имеют признаки дефицита цинка. 68% детей имеют недостаточную обеспеченность железом и более 80% - кальцием (*Е.Г.* Пыхтеева, 2013).

Принципы обогащения пищевых продуктов микроэлементами

С 1989 года в Японии, а затем и во всем Мире стало разрабатываться направление функционального питания, которое предполагает использование обогащенных продуктов питания. Функциональными называют продукты, которые за счет их обогащения витаминами, минералами, про- и пребиотиками, другими ценными пищевыми веществами, приобретают новые свойства – благоприятно влиять на различные функции организма, улучшая не только состояние здоровья человека, но и предупреждая различные заболевания (Тутельян В.А., 2000, Поздняковский, 2012).

Рациональное питание детей и взрослых – важнейшее условие поддержания здоровья нации. Улучшение показателей продуктов питания по составу микронутриентов и снижению контаминации экзотоксинами является важнейшим элементом пищевой безопасности. Существует ряд подходов для решения этой проблемы (Австриевских А.Н. 2005,Удинцев С. Н., 2012.):

- обогащение готовых продуктов дефицитными микронутриентами,
- применение их в виде биологически активных добавок к пище.

Коррекционные мероприятия, направленные на укрепление, сохранение и формирование здоровья не только взрослого, но и детского населения, предусматривают использование витаминно-минеральных комплексов в ежедневном рационе питания (Скальный А.В. 2011). Вместе с тем, средства массовой информации придают этому вопросу неоправданно много внимания. Вопрос о безопасности использовании БАД остается весьма спорным. Функции БАД можно свести к следующему: восполнение недостатка веществ, необходимых человеку; регуляция и нормализация физиологических функций организма; выведение из организма ненужных и токсичных веществ. Сейчас сложилась парадоксальная ситуация: изменить сложившийся за последние десятилетия рацион и вернуться к древним пищевым традициям уже не представляется возможным в силу выработавшихся привычек, в силу занятости современного человека, в силу ограниченного ассортимента доступных продуктов; чтобы справиться с последствиями дефицита жизненно важных витаминов и микроэлементов, фармакологическая промышленность вынуждена синтезировать все новые и новые БАД. БАД позволяют экономить время на приготовлении диетической пищи, компенсировать дефицит дорогостоящих продуктов, необходимых для жизнедеятельности, избегать продуктов, вызывающих аллергию (Анисимова, Н. В. 2009).

Теоретической основной для развития биообогащения является нутриомика (Позняковский В.М. 2012), согласно которой микроэлемент является сигналом или субстратом, стимулирующим ряд биохимических процессов в растительной клетке, которые могут регулироваться на геномном, транскрипционном, трансляционном и метаболическом уровнях. Изменения метаболизма растений также возможно достичь в результате применения некоторых регуляторов природного происхождения, в том числе на основе гуминовых веществ торфа. Поэтому проблему обогащения можно так же решать через:

- включение в растения дополнительных количеств микроэлементов путем их внекорневой подкормки или посредством гидропонных технологий для регуляции биосинтеза определенных микронутриентов;
- биообогащение растений, включающее методы генной инженерии, селекции или применение определенных субстанций для регуляции биосинтеза растениями необходимых соединений.

Необходимость расширения ассортимента и увеличения объемов производства обогащенных продуктов предусмотрено основными направлениями Национальной концепции «Политика здорового питания в России», утвержденной Правительством РФ. По информации Главного государственного санитарного врача РФ Г.Г. Онищенко (Г.Г. Онищенко, 2008), важнейшими проблемами являются:

- дефицит витаминов С, В1, В2, В6, фолиевой кислоты, бета-каротина;
- дефицит макроэлементов кальция, калия при одновременном избытке натрия за чет повышенного потребления поваренной соли;
- дефицит микроэлементов йода, селена, железа, цинка, фтора;
- дефицит пищевых волокон.

Кроме того ученые отмечают (Турчанинов Д. В, 2013):

применение новых технологий переработки продовольственного сырья в пищевые продукты, не способствующих сохранению эссенциальных нутриентов (индустриализация сельского хозяйства, повсеместное использование очищенных и рафинированных продуктов);

- внедрение продуктов питания с генетически модифицированными источниками и успехи селекции;
- снижение пищевой и биологической ценности продуктов для уменьшения их рыночной стоимости (замена более дорогих компонентов с высокой пищевой ценностью на менее дорогие, со сниженной пищевой ценностью);
- стремление поддерживать нормальную массу тела в условиях относительно небольших энергетических затрат и связанные с этим ограничения потребления пищи.

Среди принципов обогащения пищевых продуктов микронутриентами можно отметить наиболее важные (В.М.Коденцова, 2010).

1. Целесообразно обогащать пищевые продукты массового потребления (доступные для всех групп детского и взрослого населения, регулярно и повсеместно используемые в повседневном питании), а также те пищевые продукты, которые подвергаются рафинированию и другим технологическим воздействиям, приводящим к существенным потерям микронутриентов.

2. Для обогащения пищевых продуктов следует использовать те витамины и минеральные вещества, недостаточное потребление и (или) признаки дефицита которых достаточно широко распространены (в нашей стране к ним относятся витамины группы В, каротин, витамин С, йод, железо, кальций). При этом допускается использование в обогащающих добавках (премиксах) более полного набора витаминов, макро- и микроэлементов.

3. Критериями выбора перечня обогащающих нутриентов, их доз и форм являются безопасность, полезность и эффективность для улучшения пищевого статуса населения.

4. Количество витаминов и минеральных веществ, дополнительно вносимых в обогащаемые ими продукты, должно быть рассчитано с учетом их естественного содержания в исходном продукте или используемом для его изготовления сырье, а также потерь в процессе производства и хранения. Это необходимо для того, чтобы обеспечить содержание витаминов и минеральных веществ на уровне не ниже регламентируемого в течение всего срока годности обогащенного продукта.

5. Необходимо учитывать возможность химического взаимодействия обогащающих добавок между собой и с компонентами обогащаемого продукта и выбирать такие их сочетания, формы, способы и стадии внесения, которые

обеспечивают их максимальную сохранность в процессе производства и хранения.

6. Обогащение пищевых продуктов витаминами и минеральными веществами не должно ухудшать потребительские свойства этих продуктов: уменьшать содержание и усвояемость других содержащихся в них пищевых веществ, существенно изменять вкус, аромат, свежесть продуктов, сокращать сроки их хранения.

7. Гарантированное содержание витаминов и минеральных веществ в обогащаемых ими продуктах должно быть указано на индивидуальной упаковке этого продукта и контролироваться как производителем, так и уполномоченными органами государственного надзора. Суммарное поступление с суточным рационом витаминов и минеральных веществ за счет обогащенных пищевых продуктов и за счет приема биологически активных добавок к пище и других пищевых продуктов не должно превышать верхний допустимый уровень потребления.

8. Эффективность включения обогащенных продуктов в рацион целесообразно подтверждать специальными наблюдениями, проводимыми на репрезентативных группах населения, результаты которых должны демонстрировать безопасность потребления обогащенных пищевых продуктов, их хорошие органолептические свойства, переносимость и способность улучшать обеспеченность организма витаминами и минеральными веществами, введенными в состав обогащенных продуктов (Л.Н. Шатнюк,)

Эффективность включения обогащенных продуктов должно быть подтверждено специальными наблюдениями, демонстрирующими безопасность потребления, хорошие органолептические свойства, переносимость, способность улучшать обеспеченность организма минеральными веществами (В.М.Коденцова, 2010).

Существующий в Европе перечень форм минеральных веществ, разрешенных к использованию для обогащения пищевых продуктов, включает 13 минеральных веществ, в нашей стране из списка исключены медь, марганец, селен, хром, молибден. Обогащение продукта всем набором разрешенных микроэлементов невозможно по ряду причин, поэтому необходим обоснованный выбор элемента, наиболее значимого для региона. Эта задача может быть решена в результате анализа сведений о распространенности микроэлементозов и их значимости при развитии заболеваний.

Для восполнения насыщенности микроэлементами пищевого рациона наиболее просто использовать химически чистые неорганические соединения. Однако эффективность физиологического воздействия ряда элементов в значительной степени повышается, если они вводятся в организм не в виде минеральных элементов (подобно премиксам), а в составе органических компонентов, в белках и аминокислотах (Нормы физиологических потребностей). Способность элементов и витаминов принимать участие в процессах лигандообразования с органическими молекулами объясняет чрезвычайно широкий спектр их участия в биологических системах, позволяет повысить биодоступность комбинацией с пищевыми лигандами. С другой стороны, те же процессы являются причиной снижения ожидаемой эффективности витаминно-минеральных комплексов (Ших Е.В.2004, Значение минеральных веществ) (табл. 3).

Необходимость расширения ассортимента и увеличения объемов производства обогащенных продуктов предусмотрено основными направлениями Национальной концепции «Политика здорового питания в России», утвержденной Правительством РФ. По информации Главного государственного санитарного врача РФ Г.Г. Онищенко (Г.Г. Онищенко, 2008). В соответствии с Директивой ЕС 90/496 1999 г обогащенный продукт должен содержать не менее 15% от рекомендуемой нормы суточного потребления микронутриента в 100 г, на 100 ккал или на одну порцию. Очевидно, что в идеале проводить обогащение продуктов следует полным набором необходимых микроэлементов, причем в количествах, комплементарных реально существующим дефицитам, однако на практике это не достижимо, поэтому вопрос о степени обогащения продукта остается одним из самых острых. Рекомендуемых норм потребления микронутриентом можно достичь лишь при условии, что 30% хлебобулочных изделий и молочных продуктов в рационе россиянина будут обогащены.

Хлебопродукты – наиболее дешевые и доступные продукты питания – служат одним из основных источников необходимых организму пищевых веществ: растительных белков, углеводов, витаминов, макро- и микроэлементов, пищевых волокон. Хлеб всегда был достаточно питателен, вкусен, ароматен, не приедался и до сих пор остался, по существу, основным продуктом питания. В последние годы наметился повышенный спрос на мучные изделия с высокими вкусовыми характеристиками. Хлеб и хлебопродукты являются основными источниками энергии, белка и углеводов в питании населения России, обеспечивающими соответственно 36,6; 40 и 53 % суточного их поступления. По частоте потребления они находятся на первом месте у всех групп населения. При выявлении потребности в обогащенных продуктах питания 54 % респондентов считают, что на прилавках недостаточно обогащенных продуктов (М. Б. Ребезов, 2012). Приведены результаты исследования рынка производителей хлебобулочных изделий, реализующих свою продукцию в г. Челябинске. Функциональные хлебопродукты представлены хлебами, содержащими, как правило, кальций, железо, фосфор, витамины группы В, а также зерновых смесей и отрубей. Восполнение пищевого рациона челябинцев такими минорными компонентами, как селен , цинк , марганец , витамины A , D, E и др., за счет употребления обогащенных хлебобулочных изделий не происходит.

Варианты введения микроэлементов в состав пищи

Для обогащения хлеба йодом используют ряд технологий, например (Лях В.А, 2012) предложено применение побочного продукта производства БАД из водно-этанольного экстракта бурой водоросли F.evanescens.

Патенты 2132135 и 2104302 относятся к области пищевой промышленности, в частности к хлебопекарной ее отрасли, и могут быть использованы для приготовления хлебных изделий, предназначенных для профилактики и лечения людей, нуждающихся в рационе своего питания обогащения через продукты организма йодом. Изобретение №2181145 создано при практическом осуществлении региональной программы мероприятий по профилактике йод-дефицитных состояний.

Введение добавки в начинку продукта позволяет расширить ассортимент недорогих и полезных для здоровья продуктов. Высоко эффективным и быстрым путем решения задачи коррекции недостаточности селена является применение пищевых селенсодержащих добавок, например БАД «Селенпропионикс» (Аюшеева Р.Б., 2010).

19

Таблица 3 Взаимодействие микронутриентов между собой [Ших Е.В.2004].

	Взаимодействие с другим витамином или минералом	Характер взаимодействия
Витамин А	Витамины Е, С	Защищают витамин А от окисления
Витамин В1	Витамин В2, Витамин В3	Разрушают витамин В1
	Витамин В6	Витамин В6 тормозит переход витамина В1 в биологически активную форму
	Витамин В12	Усиливает аллергические реакции на витамин В1
Витамин В6	Витамин В2	Необходим для превращения витамина В6 в активную форму
	Витамин В12	Ион кобальта в мол екуле цианокобаламина способствует разрушению витамина В6
Витамин В9	Цинк	Отрицательно воздействует на транспорт витамина В9
	Витамин С	Способствует сохранению витамина В9 в тканях
Витамин В12	Витамин С, железо, медь	Под их действием витамин В12 превращается в бесполезные аналоги
	Кальций	Необходим для абсорбции витамина В12
Витамин Е	Витамин С	Восстанавливает окисленный витамин Е
Железо	Кальций, магний, цинк	Снижают усвоение железа
	Хром	Отрицательно влияет на метаболизм железа
	Витамин А, Витамин С	Увеличивают биодоступность железа
Магний	Витамин В6	Способствует усвоению магния, проникновению и удержанию магния в клетках
Кальций	Витамин D	Повышает биодоступность кальция
	Витамин В6-	Снижает выведение кальция из организма
Цинк	Витамин В9 (фолиевая кислота)	Отрицательно воздействует на транспорт цинка
	Кальций, медь	Уменьшают усвоение цинка в кишечнике
	Витамин В2	Увеличивает биодоступность цинка
	Витамин В6	Снижает выделение цинка с мочой
Молибден	Медь	Снижает усвоение молибдена

Одним из приоритетных направлений решения этих задач является использование для производства мучных кондитерских изделий готовых концентратов, которые получили название мучные композитные смеси. Одним из направлений обогащения может являться введение в рецептуру продуктов вторичной переработки растительного сырья, обладающего технологическими и функциональными свойствами. В качестве нетрадиционного сырья предложено использовать вторичные продукты переработки облепихи и других пищевых растений (Инновации в…2012), пасты из ядер фундука (Стриженко А.В., 2011, 2013). Комплексная товароведческая оценка продуктов показало улучшение органолептических, физико-химических показателей и главное повышение содержания витаминов, минералов, незаменимых аминокислот.

Одним из вариантов введения микроэлементов в пищевой рацион – создание БАД на основе дрожжей. Физиолого-биохимические свойства дрожжей, а также опыт их производства и применения в России определяют дрожжи как наиболее перспективный объект для получения на его основе препаратов, содержащих определенные минеральные компоненты в органической форме. Микроорганизмы способны накапливать ряд минеральных компонентов, которые входят в состав биомассы и находятся в клетках в органической форме. Известна возможность обогащения дрожжевой биомассы различными микроэлементами при культивировании дрожжей на средах с высокой концентрацией этих элементов. Белок дрожжей характеризуется сбалансированностью аминокислот, близкой к животному белку. Автолизат дрожжей является источником витаминов группы В (В1, В2, РР, пантотеновой кислоты, B_6), витамина D. Витамины и минералы пивных дрожжей входят в состав белковых комплексов, что определяет постепенный характер их поступления в организм.

Способ получения биомассы (А.С. 282249), заключается в культивировании дрожжей в среде, обогащенной источниками углерода, азота, минеральных веществ кобальт, медь, марганец, железо, иод, цинк и молибден в виде их солей на постферментационной стадии. Этот способ исключает потери микронутриентотв, но не обеспечивает включения микроэлементов в состав биополимеров клетки, что значительно снижает физиологическую ценность получаемой биомассы. В патентах 2086645 и 2103874 дрожжи рода Candida или Saccharomyces культивируют с добавкой соединений селена для обогащения селеном биомассы. Изобретение 2086645 направлено на выделение целевого продукта белково-витаминного концентрата паприна, эприна или хлебопекарских дрожжей, обогащенных селеном. Исследование влияния различных количеств серусодержащих солей в питательной среде на включение селена в состав биомассы дрожжей показало положительную динамику в определенном интервале концентраций серы. Изобретение 2103874 возможно использовать в медицинских целях, оно решает задачи коррекции питания и компенсации селеновой недостаточной обеспеченности.

Таким образом, наиболее перспективными являются исследования по насыщения микронутриентами хлебобулочных изделий и дрожжей, как источника белков.

Часть 2 Микроэлементозы цинка: причины возникновения и способы купирования

Почему цинк привлекает внимание исследователей?

Хорошо известно, что отклонения в поступлении в организм макро- и микроэлементов, нарушение их соотношений в рационе непосредственно сказываются на деятельности организма. Для цинка - эссенциального микроэлемента, влияющего на перекисное окисление липидов (ПОЛ) (окислительный стресс), обмен углеводов и липидов, иммунитет, когнитивные функции и другое – проявляется дуализм: с одной стороны, его дефицит однозначно отрицательно влияет на организм, с другой – избыточное поступление извне или нарушение обмена, также выводит организм из равновесия, повышая риск сопряженных с этим процессом заболеваний иммунной, эндокринной и нервной (в первую очередь) систем (Лазарис Я.А. 1960, Рощин А.В. 1982, Ибрагимова МЯ, Сабирова Л.Я, 2011). Таким образом, в случае с Zn любое отклонение от нормы можно трактовать как фактор, влияющий на показатели смертности. (Скальный А. В. ,2000).

Алиментарная недостаточность цинка у детей приводит к симптомокомплексу, впервые описанному в 1961 г. A. S. Prasad. При этом у 11 молодых мужчин-иранцев отмечены железодефицитная анемия, гепатоспленомегалия, карликовость, гипогонадизм (атрофия яичек и предстательной железы) с почти полным отсутствием лобкового, аксиллярного и лицевого оволосения. Анемия у этих больных была гипохромной микроцитарной и легко корригировалась патогенетической терапией, в то время как другие симптомы, напоминавшие признаки цинкдефицитного состояния у экспериментальных животных, не поддавались коррекции.

Через 2 года была опубликована работа, в которой описывалась аналогичная клиническая картина у 23 мужчин-египтян 17—19 лет. В бедной деревне в дельте Нила доктор встретил похожих на карликов людей, отупевших, апатичных, с кожей, покрытой сыпью. Питание больных как в Иране, так и в Египте характеризовалось недостаточностью белков животного происхождения и преобладанием углеводов. При клиническом обследовании у этих больных обнаружены низкие концентрации цинка в плазме, эритроцитах и волосах. Успешное лечение этих больных сульфатом цинка подтвердило ведущую роль недостаточности цинка в этиологии данного синдрома. В связи с тем что он является не единственным показателем алиментарной недостаточности цинка (табл. 4), было предложено этот синдром назвать болезнью Прасада по имени автора, впервые его описавшего.

Таблица 4. Цинкдефицитные состояния

Причины дефицита	Симптомокомплекс состояний
Эндогенный дефицит цинка при врожденных и генетических заболеваниях:	1) энтеропатический акродерматит - заболевание, сопровождающееся нарушением синтеза белка - лиганда для связывания, всасывания и транспорта металла
	2) клинические формы серповидно-клеточной анемии
Экзогенный дефицит цинка.	1) алиментарная недостаточность: а) симптомокомплекс тяжелой железодефицитной анемии с гепатоспленомегалией, карликовостью, половым недоразвитием, нарушением нормального оволосения, атрофией яичек и предстательной железы - болезнь Прасада; б) синдром идеопатической гипогевзии и гипосмии с дизосмией; в) у беременных - прямая корреляция между снижением концентрации цинка в сыворотке крови и частотой слабости родовой деятельности, атонических кровотечений, преждевременных родов и врожденными уродствами новорожденных; 2) при заболеваниях: а) желудочно-кишечного тракта (постгастрэкто-мическом синдроме, хронических энтеритах, колитах и др.) - дерматит, гипогевзия с гипосмией; б) печени (алкогольный цирроз и др.) - дерматит, гипогевзия с дизгевзией и гипосмия с дизосмией.
Ятрогенный дефицит цинка	рождение незрелого плода, а также формирование разного рода аномалий.

Отдельного рассмотрения заслуживает вопрос о развитии вторичного дефицита цинка. Нарушение всасывания цинка может отмечаться при дисбактериозе кишечника, ферментопатиях, глистных инвазиях, целиакии, онкологических заболеваниях, послеоперационном стрессе. Известно (Авцын А.П., 1991, Бабенко Г.А., 1965 Скальный А. В., 2004), что при стрессах различного рода, например, при инфекциях, травмах, отмечается снижение концентрации цинка в плазме крови и его перераспределение между органами и тканями. Кроме того, уровень цинка в организме могут снижать продукты распада тканей, образующиеся при упомянутых выше стрессовых состояниях. Связывая цинк, эти продукты, прежде всего аминокислоты, могут повысить содержание соединений цинка в крови и усилить выделение их с мочой. Стресс приводит также к увеличению выделения в плазму кортикостероидов, стимулирующих поступление цинка в ткани. Ухудшение ретенции цинка в организме возникает при усилении его потерь через кожу (псориаз, повышенная потливость, ожоговая болезнь) и кишечник (длительная диарея, парентеральное питание).

Велика частота распространения цинковой недостаточности среди страдающих алкоголизмом, наркоманией, у больных ВИЧ и гепатитом. Участие цинка в дегидрогенизации этилового спирта и глютаминовой кислоты (субстратов имеющих отношение к общим изменениям обмена веществ при циррозе) подкрепляет гипотезу согласно которой изменения при циррозе печени связаны с нарушением обмена цинка. Исследователи считают, что баланс цинка в организме нарушается при сахарном диабете (Priyanga Ranasinghe 2013), токсикозе беременных (Ших Е.В.2006).

Особое место занимает так называемый ятрогенный (т е вызванный врачебным вмешательством) дефицит цинка. Он может наблюдаться при передозировке препаратов кальция, меди, пищевых волокон (фитин), кортикостероидов, комплексонов, антибактериальных препаратов (тетрациклин, изониазид), а также при лучевой терапии. У всех этих категорий больных проблема восполнения цинка может стоять довольно остро.

У лиц старших возрастных групп, некоторые лекарственные препараты взаимодействуют с витаминами и минеральными элементами, нарушая их всасывание, утилизацию либо повышая их экскрецию (табл.5).

Относительная недостаточность цинка проявляется неспецифично и имеет многочисленные признаки (Michael H:, 2000, Скальный А.В., 2004). Дефицит цинка у взрослых сопровождается развитием синдромов, связанных с поражением кожных покровов (типа так называемого энтеропатического акродерматита), отклонения со стороны центральной нервной системы (Bhatnagar S, 2001) (гиперактивность или депрессия, ухудшение памяти, извращение обоняния и вкуса, анорексия) (рис.3). О недостатке цинка у детей свидетельствует плохой аппетит, замедленный рост, желание лизать и глотать металлические предметы, слабый рост волос.

Таблица 5. Взаимодействия некоторых лекарственных препаратов с элементами и витаминами (Ших Е.В. 2004, 2009).

Лекарственные средства	Взаимодействие с витамином или минералом	Характер взаимодействия
Ацетилсалициловая кислота	Витамин В9	Нарушает утилизацию фолата
	Витамин С	Прием больших доз аспирина ведет к усиленному выделению витамина С почками и потери его с мочой
	Цинк	Вымывает цинк из организма
Тетрациклин	Витамин К, Витамин С, Витамин В2, Витамин В9, Витамин РР.	Усиление выделения витаминов
	калий, магний, железо, цинк	Усиление выделения минералов

Дефицит цинка обусловливает целый ряд заболеваний. У подавляющего большинства пациентов возникновение обычных угрей сопровождается дефицитом цинка. Считают, что дефицит железа и селена нарушает форму и структуру ногтевой пластинки, а недостаток цинка вызывает появление белых пятен на ногтях и их ломкость. Цинк ускоряет процесс заживления послеоперационных ран, пролежней, ожогов.

В группу риска в отношении цинкдефицитных состояний включают подростков с задержкой роста и полового созревания, беременных и кормящих женщин с микросимптоматикой энтеропатического акродерматита и нарушениями вкусовой чувствительности и обоняния, а также больных хроническими заболеваниями печени, желудочно-кишечного тракта, талассемией (встречается на юге нашей страны), больных с длительным парентеральным питанием и подвергавшихся продолжительному лечению цитостатиками. Весьма вероятно, что у очень многих больных хирургического и терапевтического профиля с синдромом истощения, сопровождающимся анорексией и стойкими нарушениями вкусовой функции в форме агевзий и парагевзий с соответствующими атрофическими изменениями вкусовых сосочков языка, имеется недиагностированная недостаточность цинка.

Теории, связывающие развитие ряда болезней с дефицитом цинка (Michael H. 2000, Lovell M.A. 2009, IZA), относятся к самым современным и востребованным мировым научным разработкам. Достоверное снижение уровня цинка фиксируется при ряде заболеваний. Наблюдается возникновение эритроцитарного дефицита цинка у пациентов, больных острым небилиарным панкреатитом (Хабаров, 2012). Показано достоверное снижение уровня цинка в сыворотке крови кардиологических больных с дагнозом острый коронарный синдром, у больных с пневмонией и ревматоидным артритом соответственно на 26,0%, 33,6% и 42,3 % по сравнению с пробами контрольной группы (Турина, 2010). Изменение содержания цинка выявлено в кости при пародонтите (Петрович Ю.А, 2011). Велика частота распространения цинковой недостаточности среди страдающих алкоголизмом, наркоманией, у больных ВИЧ, циррозом печени (F Atia, 2012) и гепатитом (Shankar A.H., 1998, Laoprasopwattana, 2013).

С позиции патологии клеточных и субклеточных процессов многие заболевания имеют общие патогенетические звенья даже в тех случаях, когда их клинические проявления, связанные с поражением различных органов и тканей, не однотипны. В связи с тем, что практически любая патология реализуется на клеточном уровне, а универсальным для всех клеток является их мембранное построение, то становится понятным, что нарушения в структуре цитоплазматических и внутриклеточных биомембран являются общими патогенетическими элементами любого болезненного процесса (Коротаева Т.В. и др., 2004).

В одних случаях повреждение клеточной оболочки может быть первичным и влечет за собой каскад специфических изменений (например, усиленная пролиферация клеток, нарушение агрегации эритроцитов и др.), в других – оказывается вторичным, как результат нарушения регуляторных процессов, что способствует многократному усилению патологических механизмов вследствие неизбежного включения цепи связанных между собой внутриклеточных сигнальных процессов (Конопля А.И., 2008; Шишкина Л.Н., Шевченко О.Г., 2010).

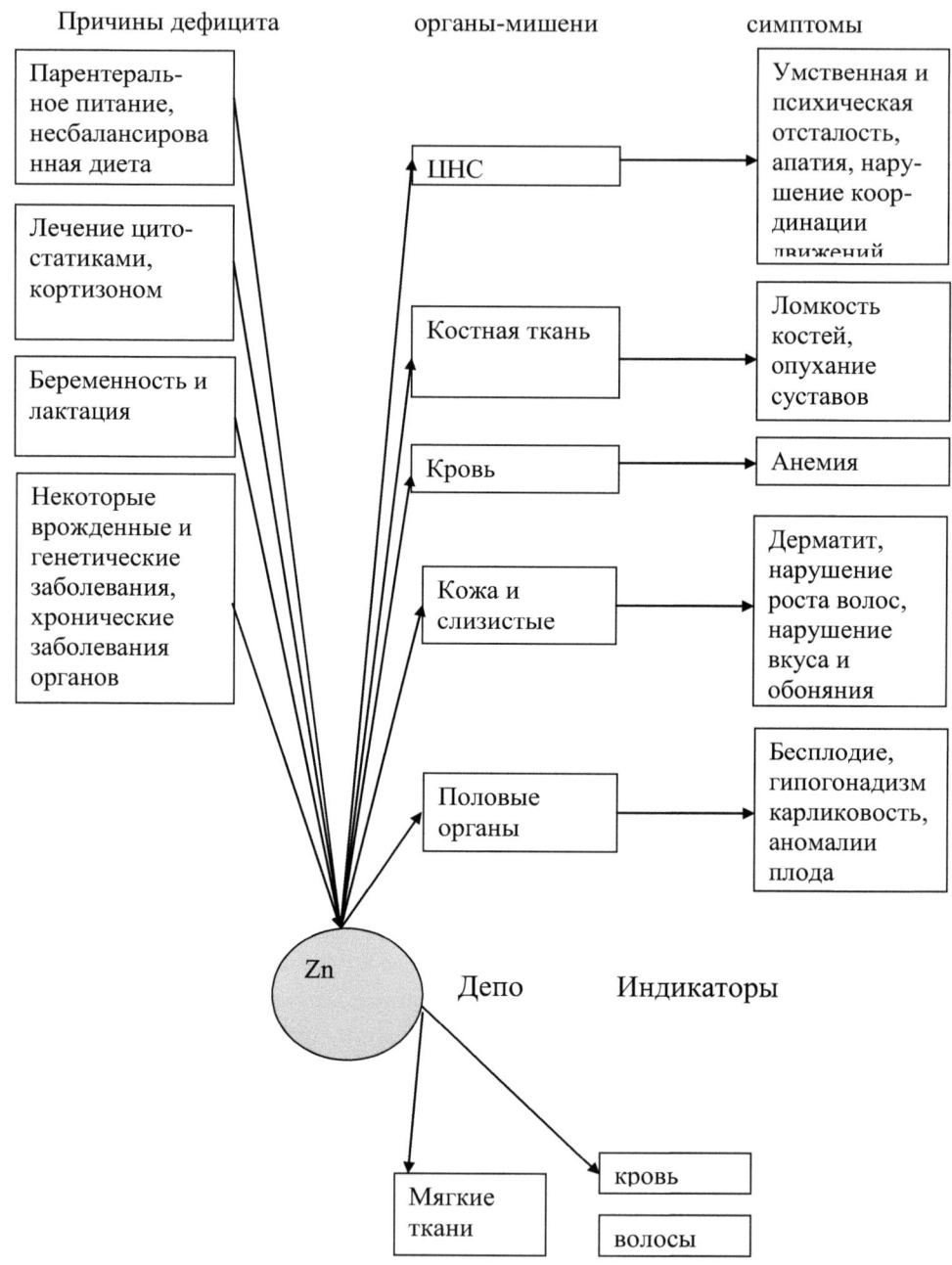

Рисунок 3. Влияние дефицита цинка на функции организма

При этом возможно нарушение транскрипции генов определенных функциональных белков или ферментов, приводящее, в свою очередь, к той или иной степени клеточной дисрегуляции.

Цинк оказывает, по мнению ряда авторов, стабилизирующее действие на цитоплазматические мембраны (Lovell M.A. 2009). Способность 1 моль цинка стабилизировать клеточные мембраны используется при выделении форменных элементов крови — эритроцитов и лимфоцитов с параллельным повышением содержания в них цинка примерно в 10 раз.

Структурная роль, определена наличием цинка в различных клеточных структурах, а также его связью с некоторыми белками. Примером может служить, так называемый «цинковый палец» (Ganss B, 2004,. Shankar A.H, 1998).- Как правило, **цинковый палец** включает около 20 аминокислот и ион цинка связывает 2 гистидина и 2 цистеина (рис.4). Белок А20 цинковый палец играет противовоспалительную роль и защищает от поражения печени, связанного с травмой (Bo Liu, 2013). Цинковые пальцы являются белковыми модулями, взаимодействующими с ДНК или РНК, другими белками или небольшими молекулами.

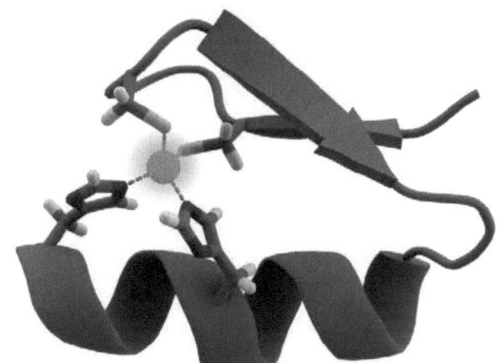

Рисунок 4. Цинковый палец типа Cys2His2 включает альфа-спираль и антипараллельную бета-структуру. Ион цинка связан кооординационными связями с 2 остатками гистидина и 2 остатками цистеина.

Идентифицированы *Цинк*-содержащие белки в составе межклеточных контактов и LIM белков - гетерогенной группы белков цитоскелета и регуляторных транскрипционных факторов, участвующих в дифференцировке, пролиферации клеток через включение хромосомных транслокаций и регуляцию взаимодействий «белок -белок», «белок - нуклеиновая кислота». *Цинк* (II) защищает от окислительных повреждений биологические мембраны (Ebisch I.M., 2007), препятствует высвобождению гидролитических ферментов, таких как катепсин D и коллагеназа, контролирующих скорость распада поврежденных тканей.

Цинк активно участвует в функционировании более чем 200 ферментных систем, входя в состав каталитических центров ферментов или поддерживая их специфическую конформацию в физиологических условиях. Цинксодержащие ферменты относятся ко всем шести известным классам, но в наибольшем количестве представлены в классе гидролаз. Они катализируют 27 различных реакций. Гомологичные ферменты получены из самых разных источников. Так, щелочная фосфатаза изучена у 11, аминопептидаза — у 17, а нейтральная протеаза — у 25 различных видов живых организмов.

Следующая по численности группа, содержащая более 20 ферментов, относится к лиазам. Среди ее представителей находятся альдолаза, карбоангидраза и аминолевулинатдегидратаза.

Более 10 цинксодержащих ферментов относятся к подклассу фосфотрансфераз. Это тимидинкиназа, ряд нуклеотидилтрансфераз: РНК- и ДНК-полимераза, полученные из 11 различных источников, обратная транскриптаза миелобластоза птиц, поли(А)-полимераза из 8 источников и др.

Все карбонатдегидратазы из эритроцитов млекопитающих, включая человека, содержат по одному атому цинка на молекулу фермента. Столько же металла присутствует и в молекулах карбоксипептидаз А и В, выделяемых с соком поджелудочной железы в двенадцатиперстную кишку и осуществляющих деградацию полипептидных цепей с карбоксильного конца.

Одна из наиболее важных ролей цинка в организме – поддержание иммунной системы (Скальный, 2001, Shankar A.H.,2001). Доказано, что лечение цинком потенциирует клеточно-опосредованные иммунные реакции, направленные против бактерий, вирусов и опухолевых клеток. Между тем, дефицит цинка ведет к расстройству фагоцитоза, Т-опосредованных клеточных реакций. Цинк повышает внутритимусное развитие Т-клеток, созревание В-лимфоцитов в Ig-секретирующие клетки посредством Zn-зависимых фингер – белков (Fu-Zhen Dai, 2013), а также созревание CD4 и CD8 клеток в культуре in vitro, экспрессию ГКГС комплекса на макрофагах. Имеются публикации о роли цинка как регулятора функций супер - антигенов. Эффективность цинка в модуляции терапии болезни Крона подтвердилась обнаружением у леченных больных повышенной продукции интерферона и активности натуральных киллеров. В низких дозах цинк стимулирует гуморальный ответ как на Тзависимые, так и Т-независимые антигены. Цинк может быть полезным в иммунотерапии как дополнительный иммуноадъювант.

Потребность человека в цинке

В планах исследований (Основные направления, 2010) по медицинским проблемам питания стоит задача обоснования физиологических потребностей человека, в том числе в биологически активных минорных компонентах пищи. Цинк относится к важным и незаменимым для жизнедеятельности организма человека микроэлементам (IZA). По содержанию в человеческом организме этот элемент — на втором месте после железа. Проблема определения потребности организма человека в цинке, поступающем с пищей, с учетом явления адаптации к различным уровням этого микроэлемента в диете и степени его биодоступности в основных видах пищевых продуктов обсуждается широко в значиссых публиациях (Нормы физиологических потребностей, 2008г.; Скальный А.В., 2001).

Для оценки потребностей организма человека в микроэлементе используются понятия «базальная» и «нормативная» потребность. Базальная потребность - это потребление, необходимое для предотвращения патологически значимых и клинически заметных проявлений функциональных нарушений, связанных с неадекватным поступлением микроэлемента. Нормативная потребность - это потребление, обеспечивающее поддержание запасов микроэлемента в ткани или другом резерве на приемлемом уровне.

Для большинства микроэлементов существенное отличие нормативной потребности от базальной заключается в обеспечении (за счет определенного резерва) в ткани приемлемого уровня, который осуществляет защиту от патологических проявлений на период, когда возникает дефицит этого микроэлемента. Однако применительно к цинку имеет место не «нормативный» его резерв, а физиологическая способность организма снижать эндогенные потери микроэлемента, если его поступление с пищей уменьшается. На уровне базальной потребности способность увеличивать эффективность ретенции Zn полностью истощена. Когда же его потребление достигает уровня нормативной потребности, способность организма утилизировать цинк с большей эффективностью не задействована полностью, и адаптация к низкому потреблению микроэлемента происходит путем снижения его потерь.

Количественно потребности в цинке можно условно разделить на «физиологические» и «пищевые». Первые касаются всосавшегося микроэлемента и определяются течением физиологических процессов, регулирующих рост тканей и скорость его выведения из организма (табл.6). Однако всасывание цинка в организме человека во многом определяется характеристиками диеты, поэтому количественная оценка пищевых потребностей должна учитывать биодоступность микроэлемента в составе различных диет.

Таблица 6. Нормы физиологических потребностей в цинке для разных групп населения (Нормы физиологических потребностей 2008, Позняковский В.М. 2012).

Группа населения	Физиологическая потребность, мг
Дети 0-3 мес.	3
Дети 4-6 мес.	3
Дети 7-12 мес.	4
Дети 1-3 года	5
Дети 4-6 лет	8
Дети 6 лет (школьники)	10
Дети 7-10 лет	10
11-13 лет мальчики девочки	15 12
14-17 лет юноши девушки	15 12
Взрослее население (I-V группа тяжести труда) мужчины женщины	15 15
Лица престарелого и старческого возраста	15
Беременные женщины	5 (дополнительно)
Кормящие матери	10 (дополнительно)

Физиологические потребности взрослых мужчин и женщин в цинке определяются путем сложения потребностей в микроэлементе для роста тканей, поддержания гомеостаза, метаболизма, а также его эндогенных потерь. Особая сложность заключается в определении его количества, необходимого для возмещения эндогенных потерь у людей, адаптированных к его низкому потреблению (табл.7).

Таблица 7. Оценка эндогенных потерь Zn у взрослых, адаптированных или не адаптированных к низкому потреблению Zn.

Данные, используемые для определения потребности	Потери, мг/сут			
	мужчины		женщины	
	До адаптации	После адаптации	До адаптации	После адаптации
Потери с фекалиями	0,8	0,5	0,5	0,3
Потери с мочой	0,3	0,2	0,3	0,2
Потери через кожу	0,3	0,3	0,2	0,2
Всего	1,4	1,0	1,0	0,7

Анализ данных о потерях цинка у адаптированных и неадаптированных к его низкому потреблению взрослых позволил заключить, что средняя физиологическая потребность в нем для обеспечения поддержания его метаболически доступного пула у полностью адаптированных взрослых составляет приблизительно 1 мг/сут для мужчин и 0,7 мг/сут для женщин. Эти величины характеризуют базальную потребность во всосавшемся цинке (табл.8).

Различия в эндогенных потерях микроэлемента у адаптированных и неадаптированных лиц, по-видимому, отражают адаптивную реакцию организма на уменьшение его потребления и могут быть использованы для определения нормативных потребностей. В литературе нет сведений о каких-либо альтернативных «запасах» цинка в тканях организма человека, которые могли бы нивелировать эффекты его истощения. Это позволяет установить для всех возрастных групп нормативные потребности во всосавшемся микроэлементе на 40% больше, чем базальные: для взрослых мужчин - 1,4 мг/сут, для женщин -1,0 мг/сут.

Младенцы, находящиеся на искусственном вскармливании, также способны адаптироваться к низкому потреблению Zn путем уменьшения его эндогенных потерь. Экстраполируя данные по эндогенным потерям цинка у взрослых и учитывая различия в уровне основного обмена, можно оценить средние физиологические потребности в этом микроэлементе в разных возрастных группах. Например эндогенные потери цинка у младенцев существенно зависят от характера питания и составляют 20 мкг на 1 кг массы тела у детей, находящихся на исключительно грудном вскармливании, и 30 мкг/кг и более у искусственно вскармливаемых младенцев. Исключительно грудное вскармливание увеличивает период, в течение которого снабжение цинком за счет материнского молока способно удовлетворить потребности ребенка.

Таблица 8. Средние индивидуальные нормативные потребности в цинке и интервалы среднего безопасного потребления для популяции при условии обеспечения нормативных потребностей из диеты со средней биодоступностью (13 %) для разных возрастных групп.

Возраст, годы	Пол	Масса тела, кг	Средние индивидуальные потребности в цинке, мкг/кг	Интервалы безопасного среднего потребления при достижении уровня нормативной потребности, мг/сутки
0,5-1	Девочки и мальчики	9	311	5,6-13
1-3	Девочки и мальчики	12	230	5,5-23
3-6	Девочки и мальчики	17	190	6,5-23
6-10	Девочки и мальчики	25	149	7,5-28
10-12	Мальчики	35	133	9,3-34
10-12	Девочки	37	113	8,4-32
12-15	Мальчики	48	126	12,1-40
12-15	Девочки	48	107	10,3-36
15-18	Юноши	64	102	13,1-48
15-18	Девушки	55	93	10,2-38
18-60	Мужчины	65	72	9,4-45
18-60	Женщины	55	59	6,5-35

Согласно существующим рекомендациям, величина потребления цинка для взрослой популяции не должна превышать 45 мг/сут, а для беременных и кормящих женщин составляет 55 мг/сут (Методические рекомендации МР 2.3.1.2432 -08.). **Минимальная потребность человека в цинке не определена. Нормальное потребление цинка человеком составляет 10 - 15 мг/день и целиком покрывается приемом смешанной пищи, воды. При этом учитывается и 0,1 мг цинка, поступающего с вдыхаемым воздухом.**

Фактическое потребление и критерии обеспеченности

Для оценки обеспеченности Zn различных групп населения должны привлекаться результаты эпидемиологических исследований по фактическому потреблению этого микроэлемента (МЭ) в составе используемых диет с учетом его биодоступности. Средняя концентрация цинка пищевых рационов составляет 13,2 мг/сут. Морские продукты, крупы, возможно, и кислые продукты, хранящиеся в оцинкованной посуде, богаче цинком. В этом случае поступление будет достигать 40 мг/сут.

Согласно существующим рекомендациям (Методические рекомендации МР 2.3.1.2432 -08.), эта величина для взрослой популяции не должна превышать 45 мг/сут, а для беременных и кормящих женщин составляет 55 мг/сут. Уровень потребления Zn в различных странах варьирует в довольно широких пределах - от 5.5 до 17.4 мг/сут (IZA, 2013). Средние значения этого показателя составляют 9.0-9.7 мг/сут в Великобритании, 14 мг/сут в Нидерландах и 7,2 мг/сут в Японии. В районе реки Амазонки в Бразилии диета богатая рыбными блюдами обеспечивает суточное потребление Zn в пределах 7 мг/сут, низкое суточное потребление Zn с пищей характерно для Папуа Новая Гвинея. В условиях вегетарианского питания в Индии суточное потребление Zn оценивается в 16 мг/сут. Однако такое относительно высокое содержание Zn в исключительно растительных продуктах вегетарианского рациона не гарантирует достаточной обеспеченности этим МЭ вследствие его низкой биодоступности. Рекомендованная суточная доза потребления цинка для взрослых в Канаде составляет 9–12 мг, этого достаточно для адекватного питания и предупреждения развития хронических заболеваний. Аналогичными являются рекомендации по потреблению цинка в США (12–15 мг), Австралии (12 мг) и других странах мира.

На сегодняшний день опасности развития Zn- дефицитных состояний подвержено около 17—25% населения Земли (Wessells, K.R. 2012. Maret, W. 2006). Недавнее исследование, проводившееся в Японии, выявило незначительный дефицит цинка примерно у 20% и выраженный — у 10% жителей этой страны (Kubori, S. 2006). Риск развития дефицита цинка оценен как 10% в регионах Северной Африки, Восточного Средиземноморья, США и Канаде, и как 33% — в Юго-Восточной Азии (Wuehler, S.E. 2005) По данным National Dietary Survey of Adults (Австралия), потребление цинка у 27% мужчин и 54% женщин Австралии составляет меньше 70% от рекомендованной суточной дозы. Исследования в США также свидетельствуют об общем дефиците цинка в пищевом рационе американцев.

Результаты популяционных исследований, проведенных Институтом питания РАМН, свидетельствуют о недостаточном потреблении и все более нарастающем дефиците микроэлементов (железа, цинка, йода) у значительной части населения Российской Федерации (Коровина Н.А., 2011). Распространенность дефицита цинка на территории Российской Федерации – 30% (Сусликов В.Л.,2008). Недостаточность часто регистрируется в раннем детстве. Распространенность цинкового гипоэлементоза у рожениц в Элисте составила 60%, а у их новорожденных - 100%, тогда как в Московской области (Электросталь) эти показатели значительно ниже, но еще весьма высоки (21 и 50% соответственно). У беременных женщин в Уфе средний уровень Zn в волосах составил 84,1 (11.4-280) мкг/г, тогда как в Москве он был практически в 3 раза выше - 253 (136-348) мкг/г. Отмечается плохая обеспеченность Zn беременных женщин и новорожденных в некоторых странах ближнего зарубежья (Узбекистан). У 80% - 90% часто болеющих детей наблюдается дефицит цинка. Распространенность недостаточности Zn у детей с атопическим дерматитом составляет — 70%, бронхиальной астмой - 65%, сахарным диабетом - 75%, пиелонефритом - 55% и т д. У 70% детей до 6 лет есть необходимость введения цинка для укрепления иммунитета, костной ткани (особенно у детей, которые не получали грудного кормления). Дети 6-14 лет дефициты имеют в 50% случаев. У подростков 14-18 лет чаще всего наблюдаются дефициты кальция (40%), магния (50%) и цинка (30%).. Содержание Zn в рационах детей московских детских садов понижено на 13% по сравнению с рекомендуемым для этой возрастной группы. При обследовании детей в 4 административных округах Москвы установлено, что содержание Zn в волосах было у них не менее чем на 30% ниже безопасного допустимого уровня (Студеникин В.М., 2012, Рустембекова С. А. 2006).

Проведены исследования по определению содержания цинка в рационах питания студентов вузов Москвы, детей московских детских садов. Сделано заключение о субнормальной обеспеченности элементом. Содержание цинка в сыворотке крови практически здоровых молодых людей и детей московского региона отражает его пониженное содержание в рационах, причем в весеннее - летний период оно близко к рекомендуемому суточное потребление Zn а в осеннее-зимний - существенно понижено (осенью - 10.6 мг, зимой—11.6 мг, весной- 16.1 мг и летом- 18.0 мг). Высока распространенность дефицита цинка в Новосибирске, 48% в Москве, 81% в Челябинске, 92% в Саратове (Сусликов В.Л., 2008.). Отмечена субнормальная обеспеченность детей Харьковского региона (Фролова Т.В., 2010) . Выявлено, что уровень цинка в волосах юных спортсменов достоверно ниже его содержания в волосах детей контрольной группы (Рылова Н.В, 2012) что объясняется особенностями диеты спортсменов и скрытой усталостью (Lukaski H., 2001, Micheletti A., 2001).

Сезонное суточное потребление Zn больными алиментарно-обменным ожирением и с алкогольным поражением печени величины показало существенное превышение рекомендуемых показателей у больных алиментарно-обменным ожирением во все сезоны: осенью - 22.5 мг, зимой - 56.2 мг, весной - 58.7 мг, летом - 42.5 мг. У больных с алкогольным поражением печени суточное потребление Zn составило в среднем 11.1 мг.

Запасы цинка в организме человека достаточно малы и составляют по разным данным 1—3 г (рис.5). Эта цифра зависит от многих факторов: возраста и пола человека, состояния слизистой оболочки ЖКТ, наличия сопутствующих заболеваний, беремен ности и пр. (King, J.C. 2001, Krebs, N.E. 2001). Цинк содержится практически во всех органах и тканях. По данным ряда исследователей (Валеев, В.С. Скальный А.В. 2001), в организме человека цинк распределен следующим образом (мкг/г):

- кожа— 6,,
- надпочечники — 6,
- яичник — 12,
- мозг — 13,
- лимфо - узлы — 14,
- ЖКТ — 21,
- сердце — 27,
- почки — 37,
- печень — 38,
- мышцы — 48,
- кости — 66,
- предстательная железа — 87,
- сперма — 125.
- цельная кровь 2,5—5,3 мкг/мл цинка (Ohno, T, 2005),
- плазма его 0,7—1,2 мкг/мл (около 0,2—1% от общего содержания в организме) (Strand, T.A. 2004),

- сыворотка крови (1,1—1,3 мкг/ мл) (Lowe, N.M. 2009.).

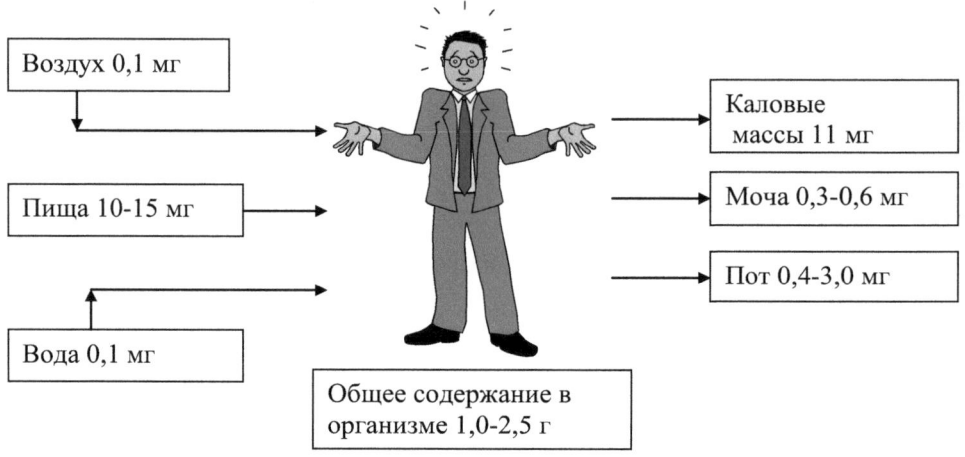

Рисунок 5. Суточный баланс цинка в организме человека (по Хабаров А.А., 2010)

Рекомендуют считать допустимыми биомаркерами Zn-дефицитных состояний низкую концентрацию элемента в плазме, моче и волосах. Существуют и иные подходы к оценке его уровня в организме человека. В частности, определение концентрации Zn-зависимых белков, в первую очередь, ферментов: карбоангидразы, супероксиддисмутазы, лактатдегидрогеназы, щелочной фосфатазы, а также металло - тионеина, ретинолсвязывающего белка в сыворотке крови. Метод оценки концентрации металлотионеина является более чувствительным при непродолжительном по времени недостатке поступления алиментарного цинка в организм человека (Е.Г. Пыхтеева, 2013). Наиболее ранний маркер Zn-дефицитных состояний — снижение уровня щелочной фосфатазы. (Гмошинский, И.В. 2006). У детей, однако, он мало информативен из-за быстрого роста костной ткани (повышен уровень неспецифической тканевой щелочной фосфатазы костного происхождения (Халиуллина С. В, 2013)

Определение содержания Zn в волосах, будучи абсолютно неинвазивным, получило наиболее широкое распространение. Оно характеризуется рядом достоинств - таких как дешевизна исследования, простота сбора образцов и возможность проведения массового скрининга, высокая достоверность полученных корреляций содержания МЭ с общим элементным составом тела.

Результаты определения содержания Zn в волосах 29 тыс. жителей РФ свидетельствуют о том, что его концентрация в волосах и, следовательно, в организме претерпевает существенные изменения в онтогенезе человека. В целом в младенческом возрасте концентрация Zn максимальна и может превышать 200 мкг на 1 г волос. В возрасте от 3 до 6 лет происходит ее резкое снижение до 138 мкг/г, сменяющееся в дальнейшем ростом. Среднее содержание Zn в волосах детей 3-6 лет, нормально обеспеченных этим МЭ, составляет 101,1 мкг/г (медиана 90,8 мкг/г), а в 9-13лет- 159,1 мкг/г (медиана 144,5 мкг/г), т.е. практически такая же, как у взрослых.

Референтные значения содержания Zn в волосах составляют для взрослых мужчин 141.3 мкг/г (медиана 147.3 мкг/г) для взрослых женщин - 139.4 мкг/г (медиана 144.4 мкг/г). Максимальное содержание Zn в волосах достигает у женщин в возрасте 26-35 лет (>200 мкг/г), у мужчин - 20-25 лет (>187 мкг/г) В пожилом возрасте концентрация Zn устанавливается на уровне 170 мкг/г у женщин и 165 мкг/г - у мужчин.

Возможны значительные вариации, связанные с региональными географическими расовыми и половозрастными различиями. Данные о среднем уровне Zn в волосах представителей различных этнических групп в Российской Федерации отражают этническую и региональную вариабельность цинковой обеспеченности, но не конкретную частоту распространения недостаточности Zn в той или иной местности. Так по данным В.Л. Сусликова уровень Zn в волосах в разных странах может изменяться в среднем от 300 мкг/г (Индия) до 20 мкг/г (Эквадор, Бразилия) и даже 10 мкг/г (Бахрейн).

Исследования сезонных колебаний содержания Zn выявили выраженную тенденцию к его снижению в волосах детей в возрасте 3-6 лет в весенние месяцы и повышению — в июле-августе, а также в ноябре и с середины зимы. Это свидетельствует о наибольшей вероятности возникновения в весенний период иммунодефицитных состояний, обострения кожных и аллергических заболеваний, связанных с дефицитом цинка и меди в организме. Сходная картина сезонной динамики наблюдается и у женщин в возрасте 25-36 лет при меньшем размахе колебаний (5-10% от среднегодовой концентрации).

Сезонность изменения уровня цинка отмечена и для крови. У практически здоровых молодых студентов московских вузов содержание Zn в сыворотке крови минимальное в зимний период и повышается в весенний и летний сезоны (соответственно 9.5±1.4, 14.4±2.0 и 14.2±4.0 мкмоль/л), что в определенной степени отражает его содержание в рационах в эти времена года.

Существенно более высокое содержание Zn в сыворотке крови во все сезоны года отмечено у больных страдающих ожирением (как до, так и после курса диетотерапии).

Минимальное содержание Zn в волосах (ниже которого есть основания предполагать наличие цинковой недостаточности) составляет для взрослых, по данным А.В. Скального, **125 мкг/г**. Для индикации дефицита цинка у человека используется следующая шкала нормального содержания элемента:

- в волосах (- 2,7 ±1,1 мкмоль/г),
- в смеси лейкоцитов (50 нг/мг сухого веса или 5-8 нг/10^6 клеток),
- лимфоцитах (1.85 ± 0,32 наномоль/мг белка),
- плазме (9-22 мкмоль/ л),
- эритроцитах (200 ± 50 мкмоль/л),
- моче (4,6-9,2 мкмоль/день),
- слюне (10 ± 6 мкг/л)

Продукты питания – причина возникновения и фактор купирования микроэлементозов

В организм человека микроэлементы попадают по одной из двух пищевых цепочек – пищевой цепочке моря и пищевой цепочке суши (С. А. Рустембекова, 2006 г.). В море цепочка (морская вода – морские растения – морские животные) начинается с крайне малых концентраций минералов в воде, а в морских растениях и животных они накапливаются в огромных количествах. Для пищевой цепочки суши (скальные породы – почва – растения – животные) характерна обратная тенденция: она начинается с изобилия минералов в земной коре, но по мере продвижения по цепочке концентрация большинства минералов снижается. Среднее содержание некоторых из них в биосфере и накопление в растениях приведено в табл. 7.

Таблица 8. Среднее содержание некоторых элементов (в мг/кг) в биосфере (по А.П. Виноградову и Д.П. Малюге) (Орлов Д.С., 1998)

Элемент	Литосфера	Почва	Растения (в золе)	Накопление элемента
F	660	200	10	1/20
Mg	18700	6300	70000	10/1
Cr	83	200	250	1
Mn	1000	850	750	1
Cu	47	20	200	10/1
Zn	85	50	900	20/1

Изучение подвижных форм микроэлементов (медь, цинк, кобальт, бор, марганец), как одного из параметров плодородия почв, показало наибольшее варьирование количественных показателей для подвижных форм цинка и кобальта. Связь между содержанием в почвах подвижных форм микроэлементов и урожайностью не всегда прямолинейна, но урожайность например яровой пшеницы (Совриков, А.Б., 2011) больше всего зависит от содержания в почве цинка и меди. Результаты исследования по Оренбургской области (Кудрявцева Е.А. 2012, А.В. Скальный, Е.В. Сальникова, 2011) показали, что во всех изучаемых районах содержание цинка в воде, почве и пшенице значительно ниже предельно допустимой концентрации.

Растения поглощают микроэлементы из почвы неравномерно. Содержание минеральных веществ изменяется в зависимости от времени года: весной уровень макро- и микроэлементов понижается, а в начале осени увеличивается (Нагорная Н.В.) Из представленных в таблице 8 элементов, цинк обладает наибольшей способностью накапливаться в растениях, что связано с его высоким сродством с биологически активными соединениями растительных тканей. Однако незначительное количество цинка в окружающей среде приводит к недостатку этого микроэлемента в растениях и у значительной части населения Российской Федерации, о чем свидетельствуют данные ряда авторов (Кудрявцева Е.А. 2012), в том числе исследования института питания РАМН (Агаджанян Н.А).

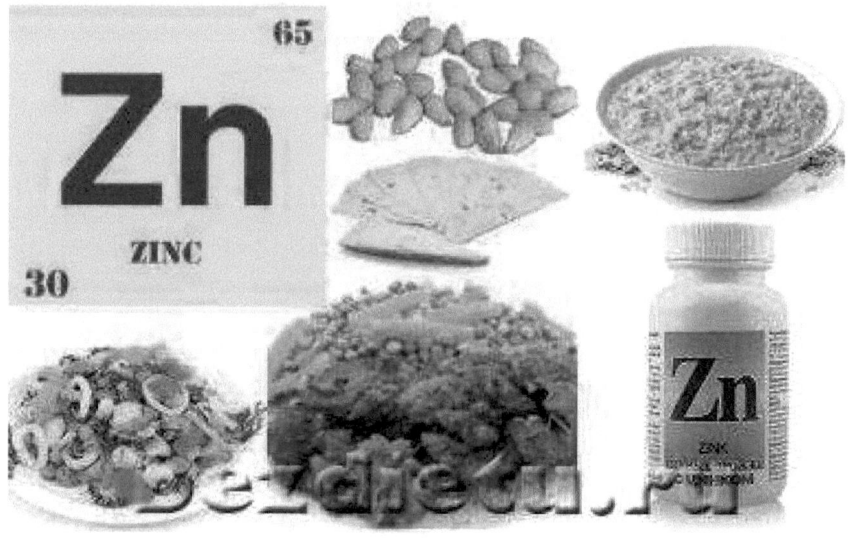

Главным источником цинка являются растения, богатые хлорофиллом (лук, шпинат, кресс-салат), зерновые, стручковые, чечевица, фасоль, грибы, орехи, молочные продукты, мясо и печень. Наибольшее количество цинка содержится в устрицах. В овощах, фруктах, ягодах цинка мало. Из них максимальное количество цинка обнаружено в гранатах и арбузе.

Растения обладают неодинаковой способностью поглощать цинк из почвы (табл.9).. Больше всего цинка содержится в семенах, причем у дикорастущих растений. Накопителями цинка являются посевные травы (люцерна), естественная растительность (липучка, разношипник, герань луговая, василек скабиозный), ядовитые растения (пижма, черемица белая). Накапливают цинк и растения, применяемые человеком в качестве продуктов питания: это зерно пшеницы, просо, овощные культуры - некоторые сорта капусты . По мере очистки зерновых продуктов от отрубей содержание цинка в них (в полированном рисе, муке) значительно падает.

Многие ученые констатируют факт, что в последние годы в пищевом рационе наблюдается уменьшение доли ряда эссенциальных (незаменимых), в первую очередь минорных, компонентов пищи.

В России в настоящее время сложились условия, при которых алиментарные нарушения могут отразиться не только на состоянии здоровья, физическом и интеллектуальном потенциале россиян, но и в целом на жизнеспособности (Авцын А.П. Ших Е.В.), Ибрагимова МЯ, Сабирова Л.Я, 2011). Сделано заключение о характерной для московских дошкольников субнормальной обеспеченности Zn Можно предположить, что во многих других регионах страны положение с потреблением Zn не лучше, а возможно и хуже - с учетом широкой распространенности недостатка животного белка в питании населения, потребления значительных количеств бедных Zn продуктов (белый хлеб сахар картофель кондитерские изделия). Полученные результаты наглядно демонстрируют необходимость коррекции обмена элементов у детей, прежде всего, за счет рационального питания, употребление качественной воды, и, возможно, коррекции за счет применения микроэлементных комплексов, безусловно, с расчетом индивидуальной необходимой дозы и под контролем врача (Е.Г. Пыхтеева , 2013).

В совокупности представленные данные свидетельствуют о том, что проблема восполнения недостаточности Zn в питании населения РФ весьма актуальна. Следует подчеркнуть, что данный элемент должен поступать в максимально биологически доступной форме. Все это делает необходимыми разработку и широкое внедрение новых источников биодоступного Zn.

Таблица 9. Содержание цинка в пищевых продуктах (по Авцын А.П)

Продукты		ПДК мг/кг продукта	Содержание мг/кг продукта
Хлебо-продукты	Зерно, мука, хлеб грубого помола, неочищенный рис	25,0	1,0 - 98,5
	пшеница		31,0-48,0
	гречиха		55,6-115,4
Соки	В среднем	10,0	0,7-2,15
Овощи	В среднем	10,0	5,3-9,2
	Огурцы		52,0-75,0
	Кабачек		33,3
	Морковь,		35,0
	Капуста		45,0-61,7
	Дыня		125,0
	Картофель		5,4-32,2
	Лук репчатый		11,8 – 35,0
	Лук зеленый		8,5-11,2
	Свекла столовая		10,4 –51,0
Фрукты	В среднем	10,0	
	Яблоки, апельсины, инжир		25 - 65
	Лимоны		225,0
	Киви		200,0
	Крыжовник		45,0-60,0
	смородина		10,0-20,0
	Виноград, груши, сливы, персики, клубника		100 – 200
Орехи			25,1-37,1
Мясо	В среднем	40,0	55,0-65,0
	Говядина		32,4
	Печень говяжья и свиная		40,0-50,0
	Мясо кролика		23,1
	Куриное мясо		До 28,0
Молочные продукты	В среднем	5,0	
	Молоко		3,7 – 5,0
	Голландский сыр		12,7 – 30,0
	Плавленый сыр		9,6
	Творог, сметана, кефир, простокваша, ацидофилин		1,4 – 5,7
Море-продукты	Рыба (в среднем)	40,0	8,0-250,0
	окунь		8,3-17,7
	крабы		117,5
	Устрицы		1487,0
Грибы	В среднем		7,5-490,0
Пищевой рацион в среднем			10-15 мг/сут

Добавки соединений цинка для коррекции уровня потребления

В мировых научных центрах исследуются механизмы активности цинка на клеточном и молекулярном уровнях. Цинк при физиологических условиях существует в растворе в виде сольватированного иона Zn^{2+}, который вследствие наличия у него заряда и высокой гидрофильности не способен проходить непосредственно через липидные слои биологических мембран. Ионный радиус цинка меньше, чем у двухвалентной меди (0,074 и 0,092 нм соответственно), по этой причине ион цинка несет более концентрированный заряд, чем ион двухвалентной меди, и обладает большим сродством к электрону. В связи с тем, что цинк имеет заполненную d-подоболочку, он не обладает переменной валентностью и в окисленном виде всегда двухвалентен. Химическая стабильность цинка лежит, видимо, в основе его широкого участия в самых различных биологических процессах.

Столь важное значение цинка для физиологических процессов привело к созданию цинк-содержащего иммунного питания для пациентов, находящихся в критическом состоянии (Лекманов, 2010) и гастроэнтерологических больных (Харченко Н.В. 2013). Нутритивная поддержка по результатам мульти-мета-анализа у тысячи пациентов показал снижение риска инфекций, смертности, уменьшение дней нахождения на искусственной вентиляции легких и госпитализации вообще. Конструирование витаминно-минеральных комплексов цинка актуально и широко распространено среди препаратов группы БАД (Федеральный реестр, Ших Е.В. 2011, Скальный А.В., Сульдин А.В,. 2011). Направление исследований по доступности и эффективности соединений цинка актуально для НИИ питания (Распопов Р.В, 2010).

В таблицах 10,11 представлены некоторые цинксодержащие БАДы, прошедшие регистрацию (Федеральный реестр БАД). Торговых наименований БАД с цинком более четырех десятков. Большинство рассмотренных биодобавок содержат факторы, усиливающие биодоступность элемента – это органические кислоты и, в частности, аминокислоты, в тоже время есть препараты содержащие неорганические формы цинка, в том числе цинка сульфат и цинка оксид (Будко Е.А., Хабаров А.А., 2012).

Цинка сульфат семигидрат предназначен для местного применения как вяжущее и антимикробное средство. В зарубежных фармакопеях субстанции микроэлементов и фармацевтические препараты на его основе представлены широко. В России зарегистрирован Цинктерал (Израиль), содержащий цинка сульфат моногидрат.

Оксид цинка – нерастворимое соединение, однако ряд БАД содержит это соединение в качестве источника цинка. В частности он содержится в одном из известных и широко применяемых во многих странах мира витаминно-минеральном комплексе с фитонутриентами Nutrilite Double X (производитель – компания Access Business Group LLC, США). Оценка влияния курсового приема этого препарата на обеспеченность организма минеральными веществами была проведена в России (Турчанинов Д. В., 2013). По содержанию цинка основная и контрольная группы в начале исследования не различались (157,2 и 165,7 мкг / г ; p=0,395). По окончании исследования содержание цинка в волосах повысилось у представителей обоих групп без значимых различий в группах (p=0,415).

Решить проблемы с доступностью позволяют достижения нанохимии. Одна из современных форм неорганического цинка – нанодиспергированный оксид цинка. Нано-объект - это физический объект исследований (и разработок), размеры которого принято измерять в нанометрах. Под наносистемой понимается взвесь наночастиц размером не более 100 нм в некоторой среде. Наночастицы следует понимать как системы, состоящие из еще более мелких единиц – кластеров – минимальных строительных "кирпичиков" вещества. Размер кластера не превышает 10 нм.

Уменьшение частиц до нанометровых размеров приводит к проявлению в них так называемых «квантовых размерных эффектов», когда размеры исследуемых объектов сравнимы с длиной волны электронов. Одной из главных причин изменения физических и химических свойств малых частиц по мере уменьшения их размеров является рост относительной доли «поверхностных» атомов. С энергетической точки зрения уменьшение размеров частицы приводит к возрастанию роли поверхностной энергии. В настоящее время уникальные физические свойства наночастиц, возникающие за счёт поверхностных или квантово-размерных эффектов, являются объектом интенсивных исследований (Baraton M.I., 2002). Исследованиям биодоступности и токсичности наночастиц оксидов посвящен ряд работ НИИ питания России.

Наночастицы ZnO показали высокую абсорбцию и обширное распределение при пероральном введении. Сопоставлена острая токсичность различных неорганических источников цинка в эксперименте на крысах при однократном внутрижелудочном введении наночастиц ZnO и раствора цинка сульфата. (Распопов Р.В. 2010) или раствора хлорида цинка (Amara S, 2014). Токсичность наночастиц ZnO значительно ниже, чем у традиционной солевой формы. Характеристика эффективности наночастиц ZnO в качестве источника Zn в питании была проведена на крысах, получавших цинкдефицитный корм. Биохимические показатели обеспеченности цинком – содержание Zn в бедренной кости и активность щелочной фосфатазы - значительно и достоверно снижены при цинкдефицитном питании и восстанавливаются при введении цинка в рацион.

Среди распространенных способов получения наночастиц цинка можно выделить две группы: физические и химические способы. К физическим относятся механическое истирание, лазерная абляция; к химическим – химическое осаждение, термолиз и золь-гель метод.

В работе (Qu X., 2009) описано получение осадка гидроксида цинка, путем смешения ацетата цинка и гидрата аммиака. Последующая термообработка приводит к получению ZnO. Широко применим метод осаждения ZnO из спиртовых растворов. Этот простой и относительно дешевый способ позволяет получать наночастицы оксида цинка в узком диапазоне размеров. Авторы (Hosono E., 2004)) сообщают о синтезе наночастиц оксида цинка размером менее 10 нм из спиртовых растворов ацетата цинка, нагреванием до 333 К без применения щелочи. Так же, известны методы, с использованием различных щелочей. В работе (Singh J.,2012) описано получение наночастиц оксида цинка в среде метанола и влияние используемой щелочи (гидроксиды лития, натрия и калия) на размер получаемых частиц. Авторами показана зависимость между размером частиц и типом щелочи.

Получение супрамикроструктурированной субстанции цинка оксида (А.А.Хабаров, 2012) производилось путем измельчения порошка оксида цинка в различных временных режимах, изучены физико-химические и технологические характеристики, показано получение супрамикроструктурированных субстанций.

Новые подходы при анализе наночастиц, в частности в биологических объектах и пищевых продуктах рассмотрены в работах (Распопов Р.В. 2012). Существует множество аттестованных методик определения Zn(II) в различных продуктах питания (Шевцова С.В., 2010). Метод инверсионной вольтамперометрии универсален (К.А.Лушов, 2012)) и позволяет определять ионы тяжелых металлов (в т.ч. и цинка) в различных объектах: природные и сточные воды, биологические объекты, биологические жидкости, лекарственные препараты.

Таблица 10. Некоторые БАД (по Федеральному реестру БАДов (http://obad.ru/registrbad)) содержащие Цинк в виде неорганических соединений

Название биодобавки, фирма	Биологически активные компоненты	Другие составляющие
«Жемчужины здоровья Цинк» таблетки массой 0,4 г ООО «Алина Фарма», РФ	цинк (в форме цинк оксид) не менее 4,8 мг/табл аскорбиновая кислота - не менее 8, мг/табл.,	подсластитель; стевиозид, лактоза, аэросил, стеарат кальция (Е470).
"Цинк-Макси с витамином С и Е" (таблетки массой 0,3 г, 0,45 г) ЗАО "ГНЦ ПМ ФАРМА",	цинка оксид, витамин Е, витамин С,	фукус, стеарат магния (Е470), мальтодекстрин или микрокристаллическая целлюлоза.
«Рыбий жир «Янтарная капля» с цинком» капсулы массой 0,4 г, ООО "ЭККО ПЛЮС", РФ	цинк (в форме цинк сульфат) мг/капс - 1,2±10%. ПНЖК омега 3 - не менее 19% ПНЖК омега 6 - не менее 15%	рыбий жир, желатин.
Пивные дрожжи ЭКО-МОН с цинком, таблетки массой 0,5 г, ЗАО «Свободный 20» РФ	цинк (в форме сульфат цинка) 1,0±0,1 мг/табл., витамин В1-0,02, мг/табл., дрожжи пивные сухие	лактоза, аэросил, стеарат кальция.
«Цинкит» шипучие таблетки массой 4,5 г "Вёрваг Фарма ГмбХ и Ко. КГ", ФРГ	цинк (в форме сульфат цинка) 10 мг/табл.	лимонная кислота сорбит, цикламат натрия, сахарин

Это далеко не полный перечень ссылок на имеющиеся разработки, однако их разброс по датам публикаций с одной стороны и пересечение информации разных авторов с другой позволяет говорить об актуальности тематики и достоверности имеющихся результатов.

Таблица 11. Некоторые БАД (по Федеральному реестру БАДов (http://obad.ru/registrbad)) содержащие Цинк в виде органических соединений

Название биодобавки, фирма	Биологически активные компоненты	Другие составляющие
"Цинк пиколинат" (капсулы массой 530 мг) "NOW International",	пиколинат цинка,	мука рисовая, стеарат магния
«Цинк А.Г.» («Zink A. G.») таблетки массой 500 мг «Metagenics, Inc.», США	цинк (в форме цинк аргинат, цинк глицинат), не менее - 20,0 мг/табл.	МКЦ, целлюлоза, стеариновая кислота, кроскармеллоза, стеарат магния
Цинсил-Т таблетки массой 1,0 г ЗАО "ГНЦ ПМ ФАРМА"	цинк (в форме цинк цитрат) 4,3 мг/табл. витамин B6 - 0,75 мг/табл, глицин - 250 мг/табл,	глицин, витамин B6, сахарная пудра, подсластитель стевиозид, МКЦ, стеарат кальция, ароматизаторы апельсин или мята перечная
«Формула Здоровья» «Цинк Хелат» («Zink Chelate») таблетки массой 610,0 мг «Archon Vitamin Corporation», США	цинк (в форме цинк аминокислотный хелат с аргинином, глицином, гистидином) - 22,0 мг/табл.	дикальций фосфат; целлюлоза; стеариновая кислота; диоксид кремния; стеарат магния.
"Цинк" ("Zinc") (таблетки массой 450 мг) "RBC Life Sciences, Inc."	аминохелат цинка,	кальция фосфат, магния стеарат, целлюлоза.
«Цинкосан» таблетки массой 500 мг «Ханкинтатукку Ой», Финляндия	цинк (в форме цинк аминокислотный хелат) 15,0 мг/капс; витамин C - 20 мг/капс.	порошок ацеролы, глюкоза, стеарат магния Е470.
«Цинк спирулина.» капсулы массой 0,15 г ООО НПП «Биотика-С», РФ	цинка (форма не указана) не менее 3,0 мг/капс	Цинк содержащая спирулина.
"ЦИНК 10 мг" ("Zinc 10mg") (таблетки массой 480 мг) "Нейчэрэл Органикс., Инк."	цинк (форма не указана) 10 мг/табл.	МКЦ, частично гидрогенизированные жирные кислоты растительного происхождения, кремния диоксид, фосфат кальция, стеариновая кислота, стеарат магния.

Перспективным направлением является исследование хелатных аминокислотных комплексов микроэлементов. Координационное число цинка обычно равняется четырем, что позволяет ему образовывать связи с четырьмя лигандами.

В этой связи рассматривается роль различных хелаторов цинка активирующих (белков-переносчиков и агентов хелаторов в трансмембранном переносе цинка (Megumi Kotani, 2013) и замедляющих процессы всасывания.

Из факторов, которые могут влиять на всасывание цинка, лучше всего изучен фитин [Авцын А.П]. Фитиновая кислота содержится во всех зерновых и в сое и обладает способностью поглощать цинк, а также железо и кальций. Образование комплекса с фитином является, вероятно, важным этиологическим фактором в генезисе недостаточности цинка в районах, где основным продуктом являются злаки грубого помола без дрожжей, малое количество мяса. К другим компонентам растений, способным связывать цинк и тем самым уменьшать его биодоступность, относятся некоторые гемицеллюлозы и комплексы аминокислот с углеводами.

Отдельно можно выделить БАДы, содержащие природные комплексы протеинов – пивные дрожжи с цинком, цинксодержащая спирулина, Цинк плюс альбумин «Тяньши». Известно, что недостаток цинка можно восполнить, употребляя хлеб из муки грубого помола, приготовленный на опаре, а не на дрожжах. Потому, что опара обезвреживает фитин, в присутствии которого цинк не усваивается. Фитиновая кислота содержится во всех зерновых и в сое, обладая крайне неприятной особенностью: она поглощает цинк, а также железо и кальций, превращаясь в кишечнике в неусвояемые металлофитиновые соединения. Так что опара, а точнее — среда, которую она создает, не позволяет фитинам «красть» цинк из организма

Обзор информационных источников по тематике исследуемой проблемы позволяет систематизировать сведения по необходимости и возможности обогащения продуктов питания цинком через создание дрожжей с цинком (Будко Е.В. 2012). Кроме солевых неорганических и органических форм цинка для обработки дрожжей возможно использовать оксид цинка, исходная субстанция которого может быть дополнительно измельчена в мельницах различной конструкции. При этом наночастицы ZnO обладают бактерицидными свойствами, мягкой консистенцией, безопасны и не обладают раздражающим эффектом.

Дрожжи хлебопекарные прессованные представляют собой технически чистую культуру дрожжевых грибов-сахаромицетов, предназначенных для использования в хлебопекарной промышленности. Для определения влияния солей цинка на жизнеспособность дрожжей хлорид натрия заменяли эквимолярным (0,43 моль/л) количеством соли цинка (хлорид, сульфат, ацетат, квалификация х.ч.) (табл.12). Значение рН среды сохранялось в пределах от 2 до 8, где дрожжи сохраняют жизнеспособность.

При использовании цинка ацетата при эквимолярном хлориду натрия содержании соли произошла гибель микроорганизмов, для поддержания жизнедеятельности концентрация соли была снижена более чем в пять раз. При введении цинка в виде сульфата подъемная сила соответствует НД даже при удвоении эквимолярной концентрации, гибели не наблюдалось и при использовании насыщенного раствора соли. Цинка хлорид вызывает гибель дрожжей при двукратном увеличении эквимолярной концентрации. Полученные результаты приведены в таблице.

Таблица 12. Значение подъемной силы дрожжей при разном содержании солей цинка в инкубационной среде n=5

Добавляемый компонент	Массовая доля, %	Подъемная сила, мин	Соответствие НД
Соль отсутствует	-	53±1	соответствует
Натрия хлорид Мм 58,5	2,5	56±1	соответствует
Цинка сульфат Мм 161	6,9	59,5±4	соответствует
	11,0	63±3	соответствует
	22,0	101,5±3	не соответствует
Цинка хлорид Мм 136,3	5,8	63±2	соответствует
	11,6	-*	не соответствует
Цинка ацетат Мм 183	7,8	-	не соответствует
	1,9	-	не соответствует
	1,3	66,5	соответствует
Уксусная кислота	2,58	-	не соответствует

-*- дрожжи погибли

Культивация дрожжей хлебопекарных может быть проведена в питательной среде с добавлением больших концентраций соли цинка.

Использованные растворы по содержанию цинка значительно превышали рекомендуемые культуральные жидкости (110 г/л против 17,3 мг/л). Наименьшим угнетающим эффектом обладает сульфат - он сохраняет активность дрожжей при концентрациях на уровне своей растворимости. Это может быть связано высокой потребности и доступности серы и в том числе сульфатов клетками дрожжей. В отличии от других кислот в растворах серной кислоты с концентрацией 0,35—0,6% все клетки дрожжей сохраняют жизнеспособность в течении 2 часов. В приведенном обзоре мы не обнаружили информации о действии на дрожжевые клетки. Данные свидетельствуют об угнетающем действии уксусной кислоты и ацетатов при концентрациях ниже эквимолярных по натрия хлориду в пять раз.

Значительный интерес для дальнейших исследований представляет поиск соединений нетоксичных для дрожжевых клеток и являющихся источником максимального количества цинка, а также изучение условий культивирования дрожжей. На рис. 6,7 представлены микрофотографии оксида цинка неизмельченного и после обработки в различных временных режимах в мельнице МЛ-1 (мельницы дисковой Retsch RS-200) .

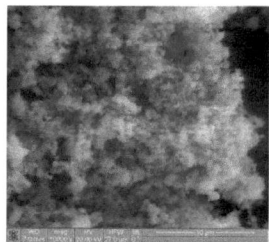

Рис.6. Микрофотография оксида   Рис 7. Микрофотография оксида цинка
цинка неизмельценного   после 30 минут измельчения

Для определения влияния соединения цинка на жизнеспособность дрожжей хлорид натрия заменяли эквимолярным (0,43 моль/л) количеством оксида цинка (использовались фракции с различной степенью измельчения). Для оценки токсического влияния концентрацию изменяли кратно к исходному (табл.13).

В методику определения подъемной силы были внесены изменения в связи с нерастворимостью оксида цинка. Значение подъемной силы увеличивалось при снижении концентраций оксида цинка и при увеличении степени его измельчения, второй вариант является оптимальным для решения поставленных задач. Наилучшие результаты наблюдались в опытах с использованием наноизмельченного оксида цинка (измельчение 30 минут).

Таблица 13. Значение подъемной силы дрожжей при введении различных количеств оксида цинка разной степени измельченности

Название соединения	Молярная концентрация моль/л	Массовая доля, %	Подъемная сила, мин	Соответствие НД
Натрия хлорид	0,43 моль/л	2,5	53,5±1	соответствует
Цинка оксид (исходный)	0,43 моль/л	3,5	-*	не соответствует
	0,216 моль/л	1,75	56±3	соответствует
	0,107 моль/л	0,87	49±3	соответствует
Цинка оксид (измельчение 30 мин)	0,43 моль/л	3,5	52±1	соответствует
	0,216 моль/л	1,75	47±1	Соответствует
	0,107 моль/л	0,87	44,5±1	соответствует
Соединение отсутствует	-	-	52±1	соответствует

*- дрожжи погибли

Полученные результаты наглядно демонстрируют увеличение активности дрожжей в присутствии нанодиспергированного оксида цинка и угнетающее влияние сульфата при длительном воздействии.

Полученные смеси подвергли выпечке. При дегустации выявили хорошие вкусовые характеристики состава с оксидом цинка (отсутствие нехарактерных для выпечки вкуса и запаха). Состав с сульфатом цинка имел чрезвычайно горький вкус.

При хранении выпечки в течении недели в комнатных условиях без упаковки выявили хорошую сохранность изделий с добавлением соединений цинка. Выпечка, содержащая натрия хлорид, оказалась заражена плесневыми грибками.

Литература.

1. Абатуров А.Е. Микроэлементный баланс и противоинфекционная защита у детей // Здоровье ребенка. – 2008. – № 1(10). – С. 47-50.

2. Австриевских А.Н., Вековцев А.А., Позняковский В.М. Продукты здорового питания: новые технологии, обеспечение качества ...: Новосибирское университетское издание, Новосибирск, - 2005, - 440 с.

3. Авцын А.П., Жаворонков А.А., Риш М.А. и др. Микроэлементозы человека: этиология, классификация, органопатология. – М.: Медицина, 1991. – 46 с.

4. Агаджанян Н.А., Скальный А.В. Химические элементы в среде обитания и экологический портрет человека. – М.: Изд-во КМК, 2001. – 83 с.

5. Анисимова, Н. В. Сахарова И.Н. Эффективность использования витаминно - минеральных комплексов в рационе питания детей и подростков // Известия пензенского государственного педагогического университета имени В. Г. Белинского . - Естественные науки - No 14 (18) 2009, С. 80-88. http://elibrary.ru/download/94479043.pdf

6. Аюшеева Р.Б., Будаева Т.А Разработка технологии и оценка качества пшеничного хлеба, обогащенного селеном. // Материалы 3-й Всероссийской научно-практической конференции студентов, аспирантов и молодых ученых с Международным участием 28–30 апреля2010 года, г. Бийск Технологии и оборудование химической, биотехнологической и пищевой промышленности В2-хч. Ч. 2/ Алт. гос. техн. ун-т, БТИ. – Бийск: Изд-во Алт. гос. техн. ун-т, 2010.– с. 215-219. http://www.bti.secna.ru/mahipp/ tech_obor_him_biolog_pish_prom_2010/ sekciy_3. pdf#page=215

7. Бабенко Г.А. Микроэлементозы человека: патогенез, профилактика, лечение // Микроэлементозы в медицине. – 2001. – № 2(1). – С. 2-5

8. Бабенко Г.А. Микроэлементы в экспериментальной и клинической медицине. - Киев, здоровья,1965.

9. Башкірова Л., Руденко А. Біологічна роль деяких есенційних макро- та мікроелементів (огляд) // Ліки України. – 2004. – № 10. – С. 59-65.

10. Биодоступность наночастиц оксида цинка. Изучение методом радиоативных индикаторов / Распопов Р.В. Бузулуков Ю.П., Марченков

Н.С., Соловьев В. Ю., Демин В.Ф., Калистратова В.С., Гмошинский И.В., Хотимченко С.А. // Вопросы питания. – 2010. – Т.79. – 6., С. 14-16.

11. Бурцева Т.И., Гигиеническая оценка питания школьников оренбургской области в рамках экспериментального проекта по организации питания / Т.И. Бурцева, С.В. Нотова, Н.В. Малышева, Ж.Ю. Горелова, А.В. Скальный, О.И. Бурлуцкая // Вопросы современной педиатрии – 2008.- ТОМ 7- No 6 с. 39-43 http://elibrary.ru/download/32799050.pdf

12. Валеев, В.С. Обмен цинка в организме человека / В.С. Валеев. — URL: http://ipenant.ru/ipencontent/index.php/ biokhimiya-i-meditsina/blog/16-obmen-tsinka-v-organizme- cheloveka

13. Вернадский В.И. Очерки геохимии. - М., наука,1983

14. Витамины и микроэлементы в практике врача-педиатра / Н.А.Коровина, И.Н.Захарова, А.Л.Заплатников, Е.Г. Обыночная //РМЖ, 15 декабря 2011 г, том 19, № 29 стр 48 http://www.rmj.ru/articles_494.htm (дата обращения: 21.02.2012)

15. Гмошинский, И.В. Микроэлементы в питании человека: биологические индикаторы недостаточности цинка / И.В. Гмошинский, Б. Мунхуу, В.К. Мазо // Вопросы пита - ния. — 2006. — Т. 75, No 6. — С.4—11

16. Детков В.Ю., Скальный А.В., Содержание химических элементов в волосах детей, проживающих в Санкт-Петербурге // Вестник российской военно-медицинской академии 4(44) – 2013, - с. 155 – 158 http://elibrary.ru/download/13637521.pdf

17. Дрожжи обогащенные селеном. Исакова Е.П.; Градова Н.Б.; Ерошин В.К.; Белов А.П.; Шерова Т.Л.; Горпенко Л.В.; Жильцова Т.С. Патент России 2086645 от 10.08.1997 http://ru-patent.info/20/85-89/2086645.html

18. Значение минеральных веществ в физиологии и патологии ребенка / Нагорная Н.В., Дубовая А.В., Алферов В.В., Мещерякова А.В., Харлап И.В. // studentdoctorprofessor.com.ua/en/node/879 (дата обращения: 21.02.2012)

19. Значение минеральных веществ в физиологии и патологии ребенка Нагорная Н.В. , Дубовая А.В. , Алферов В.В. , Мещерякова А.В. , Харлап И.В. studentdoctorprofessor.com.ua/en/node/879

20. Ибрагимова МЯ, Взаимосвязь дисбаланса макро- и микроэлементов и здоровье населения (обзор литературы) / Ибрагимова МЯ, Сабирова Л.Я, Е.С. Березкина, М.Г. Скальная, Р.И. Жданов, А.В. Скальный // Казанский медицинский журнал, 2011 г., том 92, No 4, с. 606-609. http://elibrary.ru/download/21676766.pdf

21. Изучение изменения технологических характеристик порошка цинка оксида в процессе его твердофазной механохимической обработки / А.А.Хабаров, Е.В. Будко, Е.Т. Жилякова, О.О. Новиков, М.Ю. Новикова, Н.Н. Попов, О.А. Ванхин // Научные ведомости. БелГУ Серия Медицина, Фармация. – 2012, № 22, выпуск 20/1. – с 116- 120

22. Инновации в области технологии продукции общественного питания функционального и специализированного назначения: Коллективная монография / ФГБОУ ВПО «СПбГТЭУ»; под общ. ред. Н.В. Панковой. –СПб.: Изд-во «ЛЕМА», 2012. –184с. http://91.151.188.176/tmp/docum_pdf-doc/inn-monogr2.pdf#page=39

23. Использование инновационных ингредиентов в молочной индустрии / Л.Н. Шатнюк, В.М.Коденцова, О.А.Вржесинская // ФГБУ «НИИ питания» РАМН, Москва www.prodindustry.ru

24. Исследование биодоступности цинка методом инверсионной вольтамперометрии / Лушов К.А., Ларин С.Л., Хабаров А.А., Будко Е.В., Федоров. Е.О. Будко Е.В.// Кластерные подходы фармацевтического союза: образование, наука и бизнес: сб. материалов II Междунар. научно-практической конф., г. Белгород 26 апреля 2012 г./ Под. ред. проф. И,В.Спичак.-Белгород: ИПК НИУ «БелГУ», 2012.-240 с.

25. Исследование роли цинка и цинксовержащих протеинов в в патогеннезе воспаления кости (на прмере парадонтита) Ю.А.Петрович, Т.Д.Рамазанов, Киричесенко, В.К.Лебедев – Патологическая физиология и экспенриментална терапия. – 2011, - №4 – с. 47-50.

26. Клиническое значение дефицита цинка для здоровья детей: новые возможности лечения и профилактики /Л.А. Щеплягина, Т.И. Легонькова, Т.Ю. Моисеева // Независимое издание для практикующих врачей http://rmj.ru/articles_1061.htm (дата обращения: 21.03.2012)

27. Конопля, А.И. Взаимосвязь структуры и функции эритроцитов с иммунным гомеостазом (материалы Актовой речи на заседании Ученого совета Курского государственного медицинского университета 9 февраля 2008 г.). - Курск: КГМУ, 2008. - 40с.

28. Лазарис Я.А. Физиология и патология обмена цинка. - Пат. физиология, - 1960.

29. Лекманов А.У., Ерпулева Ю.В. Использование иммунного питания у пациентов в критических состояниях. Обзор литературы. – Иестник интенсивной терапии, 2010, -№3. С. 68-71

30. Лях В.А, Смертина Е.С. , Федянина Л.Н. Перспективы использования отходов получения БАД в производстве хлебобулочных изделий с начинками из животного сырья // SWorld, Технологии продовольственных товаров, 2-12, October 2012, http://www.sworld.com.ua/konfer28/236.pdf

31. Медицинский диагностический центр молекулярной медицины «Микроэлемент» http://www.microelement.ru/inf/microelement

32. Методы контроля наночастиц в пищевых продуктах и биологических объектах. Сообщение 1. Применение микроскопических и хроматографических методов исследования. Распопов Р.В., Гмошинский И.В., Попов К.И., Красноярова О.В., Хотимченко С.А.//Вопр. питания.-2012.-Т.81,N 2.-С. 4-11.-Рез. англ.-Библиогр.: с.9-11. Шифр П1514

33. Методы контроля наночастиц в пищевых продуктах и биологических объектах. Сообщение 2. Фильтрация, центрифугирование, спектроскопия и электрофорез. Распопов Р.В., Гмошинский И.В., Попов К.И., Рыхтик О.В., Хотимченко С.А.//Вопр. питания.-2012.-Т.81,N 3.-С. 11-17.-Рез. англ.-Библиогр.: с.16-17. Шифр П1514.

34. Нормы физиологических потребностей в энергии и пищевых веществах для различных групп населения Российской Федерации,- « 18 » декабря 2008 г. Методические рекомендации МР 2.3.1.2432 -08. ввод в действие с 18.12.08. – М.: ФГУП «ИнтерСЭН», 2008. –39 с.

35. О возможности обогащения хлебобулочных изделий функциональными ингредиентами / М. Б. Ребезов , Н. Л. Наумова , М. Ю. Кофанова , Н. В. Выдрина, А.В. Демидов // Техника и технология пищевых производств. 2012. - No 1 - http://www.frm-kemtipp.ru/stories/divisions/arkhiv/1_2012.pdf#page=55

36. Обогащение дрожжей солями цинка / Будко Е.В Хабаров А.А., Конопля. А.И. Горбачева Л.А., Ельцова Н.О. // Научные ведомости. БелГУ Серия Медицина, Фармация. – 2012, № 10, выпуск 18/3

37. Обоснование уровня обогащения пищевых продуктов витаминами и минеральными веществами. / В.М.Коденцова, О.А. Вржесинская,

В.П.Спиричев, Л.Н. Шатнюк // Вопросы питания, том 79, - №1, 2010. – С. 23-33.

38. Онищенко Г.Г. О состоянии заболеваемости, обусловленной дефицитом микронутриентов- письмо № 01/12925-8-32 от 12.11.2008 г

39. Орлов Д.С. Микроэлементы в почвах и живых организмах // Соросовский образовательный журнал. — 1998. — № 1. — С. 61-68

40. Основные направления развития научных исследований на 2011 – 2015 г.г. По комплексным проблемам медицины российской Федерации утвержден постановлением президиума РАМН №330 от 22 декабря, 2010 г. протокол 16.

41. Позняковский В.М. Актуальные вопросы современной нутрициологии: термины и определения, классификация продовольственного сырья и пищевых продуктов // Техника и технология пищевых производств, 2012. N 3.- с.1- 8. http://www.kemtipp.ru/stories/divisions/arkhiv/26/11.pdf

42. Применение фосфолипидного гепатопротекторного препарата Фосфоглив у больных Псориатическим артритом (предварительные результаты) / Т.В. Коротаева, Е.Л. Насонов, О.М. Ипатова и др. // Научно-практическая ревматология. – 2004. – № 3. – С. 40-45.

43. Протасова Н.А. Микроэлементы: биологическая роль, распределение в почвах, влияние на распространение заболеваний человека и животных // Соросовский образовательный журнал, Биология, 1998, http://www.pereplet.ru/obrazovanie/stsoros (дата обращения: 1.03.2012)

44. Протасова Н.А., Щербаков А.П., Копаева М.Т. Редкие и рассеянные элементы в почвах Центрального Черноземья. Воронеж: Изд-во ВГУ, 1992. 168 с

45. Пыхтеева Е.Г. Мониторинг содержания тяжелых металлов в крови и металлотионеинов в эритроцитах у детей // Journal of Health Sciences Vol 3, No 4 (2013) http://journal.rsw.edu.pl/index.php /JHS /article/view/2013%3B%203%284%29%3A%20173-182

46. Разработка средств лечения и профилактики минералодефицитных состояний цинка, меди, марганца, хрома и кобальта / Скальный А.В., Сульдин А.В., Иванова Н.А., Самбулова А.А., Липина М.В. // Вестник оренбургского государственного университета No15 (134) / декабрь`2011. - с 123-126 http://elibrary.ru/download/68422219.pdf

47. Рощин А.В., Архангельская Л.Н., Лошак А.Я. Цинк в аспектах гигиены окружающей среды - М., ВНИИ медицинской и медикотехнической информации, - 1982.

48. Рустембекова С. А. Элементный портрет человека – золотой стандарт диагностики, // Журнал натуральная фармакология и косметология.- № 3 2006 г. http://www.microelement.ru/inf/microelement (дата обращения: 1.03.2012)

49. Рылова Н.В. Содержание макро- и микроэлементов у юных спортсменов. http://www.rusnauka.com/19_AND_2012/Biologia/9_114188.doc.htm

50. Скальный А. В. Экологофизиологическое обоснование эффективности использования макро- микроэлементов при нарушения гомеостаза обследуемых из различных климатогеографических регионов - Дисс. На соиск. Степ док...наук. Москва. 2000

51. Скальный А.В. Микроэлементозы человека (диагностика и лечение): Практическое руководство для врачей и студентов медицинских вузов. – М.: Изд-во КМК, 2001. – 96 с

52. Скальный А.В., Быков А.Т. Эколого-физиологические аспекты применения макро- и микроэлементов в восстановительной медицине. — Оренбург: РИК ГОУ ОГУ, 2003. — 198 с

53. Скальный А.В., Рудаков И.А. Биоэлементы в медицине. — М.: Издательский дом «ОНИКС 21 век»: Мир, 2004. - 272 с.

54. Совриков, А.Б., Бахарев В.Г. Влияние содержания микроэлементов в почве на урожайность зерна яровой пшеницы В условиях умеренно засушливой и колочной степи Алтайского края // Вестник Алтайского государственного аграрного университета No 7 , (81), 2011. – с. 12 – 15.

55. Способ получения биомассы обогащенной микроэлементами А.с. СССР 282249 http://ru-patent.info

56. Стриженко А.В. Теоретические основы расширения ассортимента мучных кондитерских изделий функционального назначения // Фундаментальные и прикладные исследования кооперативного сектора экономики. 2013. № 1. С. 168-171.

57. Стриженко А.В., Першакова Т.В., Тимофеенко Т.И. Перспективы расширения ассортимента мучных кондитерских изделий функционального назначения // Новые технологии. 2011. № 4. С. 83-87. http://elibrary.ru/download/94290902.pdf

58. Студеникин В.М., Турсунхужаева С.Ш., Шелковский В.И. Цинк в нейропедиатрии и нейродиетологии. //Лечащий врач. – 2012. - №1 – С. 44-47

59. Сусликов В.Л., Научные основы регламентации оптимальных уровней и соотношений макро- и микроэлементов в водно-пищевых рационах населения Российской Федерации / В.Л.Сусликов, Н.В. Толмачева // Успехи современного естествознания. – 2008. – № 5 – С. 140-144 URL: www.rae. ru/use/?section=content &op=show_article&article_id=7782990 (дата обращения: 21.03.2012).

60. Турчанинов Д. В., Вильмс Е. А., Глаголева О. Н. Экспериментальное исследование эффективности витаминно - минерального комплекса Nutrilite double x для улучшения обеспеченности организма минеральными веществами http://www.science-education.ru/pdf/2013/1/377.pdf

61. Тутельян В.А. К вопросу коррекции дефицита микронутриентов с целью улучшения питания и здоровья детского и взрослого населения на пороге третьего тысячелетия // Ваше питание, № 4, 2000 г. стр.6-7.

62. Удинцев С. Н., Жилякова Т. П. Современные методы повышения пищевой ценности сельскохозяйственной продукции // Вестник томского государственного университета. Биология, т 2, 2012. – с.81-91.

63. Федеральный реестр БАД http://obad.ru/registrbad (дата обращения: 3.04.2012)

64. Фролова Т.В., Охапкина О.В. Региональный профиль обеспеченности цинком детей Харьковского региона. //Здоровье ребенка. 2010 - №4 – С.63-66

65. Хабаров А.А., Будко Е.В. Новиков Д.А. Цинк. Биологическая роль и применение соединений в медицине. ФГУП НТЦ Информрегистр, депозитарий электронных изданий, РС № 19033 от 13 мая 2010 г., № гос регистр 0321000670

66. Хабаров А.А., Лушов К.А., Федоров Е.О., Локтионов А.Л.. Исследование микроэлементного состава фракций крови у больных острым панкреатитом алкогольной этиологии. //Научные ведомости Белгородского государственного университета. Серия: Медицина. Фармация – 2012 - №8 – С.10-12

67. Халиуллина С. В Клиническое значение дефицита цинка в организме ребенка (обзор литературы) .// вестник современной

клинической . Медицины Выпуск № 3 / том 6 / 2013 - с, -72- 78. http://elibrary.ru/download/12714669.pdf

68. Харченко Н.В. Современные принципы диетотерапии при заболеваниях печени: от общих рекомендаций к индивидуальному подходу / Н.В. Харченко, О.Я. Бабак // Новости медицины и фармации. - 2013. - № 1 (березень). - С. 10-11.

69. Цинк. Биологическая роль и применение его соединений в медицине. [Текст] / Хабаров А.А. Будко Е.В. Новиков Д.А.– ФГУП НТЦ Информрегистр МБ депозитарий эл. изд. Р.св. № 19033 от 13 мая 2010 г № гос. регистрации 0321000670

70. Цинк: актуальность и характеристики биодобавок / Хабаров А.А.,., Лушов К.А., Горбачева Л.А., Ельцова Н.О. // Современные проблемы науки и образования. – 2012. – № 3; URL: http://www.science-education.ru/103-6416

71. Шевцова С.В., Митрофанова Л.Н., Гребенюков К.В. Некоторые аспекты инверсионной вольтамперометрии. – Курск: ФГУЗ «Центр гигиены и эпидемиологии в Курской области», 2010 (Электронный ресурс) URL: http://ksmumpf.ru/publ/konferencija/sistema_sanitarno_gigienicheskogo_monit oringa/nekotorye_aspekty_inversionnoj_voltamperometrii/15-1-0-98 (дата обращения 03.03.2013)

72. Ших Е.В. Клинико-фармакологические аспекты применения цинксодержащих комплексов во время беременности. //Гинекология. – 2006. - №5 – С. 80-85

73. Ших Е.В. Повышение биодоступности цинка как результат конструирования витаминно-минерального комплекса с учетом взаимодействия компонентов. //Диагностика и лечение. – 2011 - №3 – с. 33-38

74. Ших Е.В. Применение витаминно-минеральных комплексов лицами старшего возраста // Врач.- № 4.-2009.-с.22-27.

75. Ших Е.В. Эффективность витаминно–минеральных комплексов с точки зрения взаимодействия микронутриентов / Е.В. Ших // Фармацевтический Вестник. – 2004. – № 37. – С. 358.

76. Шишкина, Л.Н. Липиды эритроцитов крови и их функциональная активность / Л.Н. Шишкина, О.Г. Шевченко // Успехи современной биологии. – 2010. – Т. 130, №6. – С. 587-602.

77. Щеплягина Л.А. Пренатальная и постнатальная профилактика и коррекция дефицита микроэлементов у детей // Независимое издание для практикующих врачей, http://www.rmj.ru/articles_1396.htm

78. Щеплягина Л.А., и др. Клиническое значение дефицита цинка для здоровья детей: новые возможности лечения и профилактики / Щеплягина Л.А., Легонькова Т.И., Моисеева Т.Ю // Независимое издание для практикующих врачей http://rmj.ru/articles_1061.htm

79. Экологическая оценка содержания цинка в экосистеме на территории оренбургской области / Кудрявцева Е.А. Сальникова Е.В. Кузьмин С.Н. Кустова А.С. Мирошников А.М // Вестник ОГУ No10 (146)/ `2012 . – октябрь – с. 153 – 155.

80. Элементный портрет человека: заболеваемость, демография и проблема управления здоровьем нации / Н.А.Агаджанян, А.В.Скальный, В.Ю.Детков // Экология человека 2013.- 11. – с.5-12. http://elibrary.ru/download/44514596.pdf

81. A community-based randomized controlled trial of iron and zinc supplementation in Indonesian infants: effects on growth and development./ Lind T, Lonnerdal B, Stenlund H. et al. // The American journal of clinical nutrition. 2004 Sep; 80(3):729-36.

82. A Study of Serum Zinc level in Cirrhosis of Liver/ F Atia, N Sultana, S Ahmed, S Ferdousi, R Sultana, M Atiquzzaman // Bangladesh Journal of Medical Biochemistry Vol 5, No 2 (2012) – p. 44-47

83. An anti-inflammatory role of A20 zinc finger protein during trauma combined with endotoxin challenge / Bo Liu, Dianming Jiang, Yunsheng Ou, Zhenming Hu, Jianxin Jiang,Xia Lei // Journal of Surgical Research Volume 185, Issue 2, December 2013, Pages 717–725

84. Baraton M.I.. Synthesis, Functionalization, and Surface Treatment of Nanoparticles. Am. Sci., Los-Angeles, 2002

85. Benes B., Sladka J., Spevackova V. et al. Determination of normal concentration levels of Cd, Cr, Cu, Hg, Pb, Se and Zn in hair of the child population in the Czech Republic // Centr. Eur. J. Public Health. – 2003. – Vol. 11, № 4. – P. 184-186.

86. Bhatnagar S, Taneja S. Zinc and cognitive development. // Br J Nutr. – 2001. - № 85 Suppl 2 – P. S139-45

87. Campbell J.D. Lifestyle, minerals and health // Med. Hypotheses. – 2001. – Vol. 57, № 5. – P. 521-531.

88.   Comparative absorption, distribution, and excretion of titanium dioxide and zinc oxide nanoparticles after repeated oral administration / Wan-Seob Cho, Byeong-Cheol Kang, Jong Kwon Lee, Jayoung Jeong, Jeong-Hwan Che, Seung Hyeok Seok// Particle and Fibre Toxicology, 2013, 10 :9 http://www.particleandfibretoxicology.com/content/10/1/9

89.   Effects of zinc oxide nanoparticles and/or zinc chloride on biochemical parameters and mineral levels in rat liver and kidney / S Amara, I Ben Slama, I Mrad, N Rihane, W Khemissi, L El Mir, K Ben Rhouma, H Abdelmelek, M Sakly. // Hum Exp Toxicol 0960327113510327, first published on February 5, 2014

90.   Ganss B, Jheon A. Zinc finger transcription factors in skeletal development. // Crit Rev Oral Biol Med. – 2004. - №15(5) – P. 282-97

91.   Hosono E., Fujihara S. Non-Basic Solution Routes to Prepare ZnO Nanoparticles // J. of Sol- Gel Science and Technology – 2004. – V. 29. – P. 71–79

92.   Interaction between nanoparticles generated by zinc chloride treatment and oxidative responses in rat liver Inès Azzouz, Hamdi Trabelsi, Amel Hanini, Soumaya Ferchichi, Olfa Tebourbi, Mohsen Sakly, Hafedh Abdelmelek, // Int. J Nanomedicine. 2014; 9: 223–229. Published online 2013 December 27. doi: 10.2147/IJN.S55974

93.   International Zinc Association – URL: http://www.zinc.org/info/zinc_is_essential_to_human_health (дата обращения 23.02.2013)

94.   Is Zinc Concentration in Toxic Phase Plasma Related to Dengue Severity and Level of Transaminases? Kamolwish Laoprasopwattana, Chonthicha Tangcheewawatthanakul, Wanutsanun Tunyapanit, Rassamee Sangthong // PLOS: June 20, 2013, DOI: 10.1371/journal.pntd.0002287 http://www.plosntds.org/article

95.   King, J.C. Effect of acute zinc depletion on zinc homeostasis and plasma zinc kinetics in men / J.C. King, D.M. Shames, N.M. Lowe (et al.) // Am. J. Clin. Nutr. — 2001. — Vol. 74. — No 1. —P.116—124

96.   Krebs, N.E. Zinc metabolism and homeostasis: the application of tracer techniques to human zinc physiology / N.E. Krebs, K.M. Hambidge // Biometals. — 2001. — Vol. 14. — No 3—4. — P.397—412

97.   Kubori, S. Differences in the serum zinc level of rural and urban residents in a city in the central part of Japan, examined at annual community-

wide health examination / S. Kubori, R. Kurasawa, S. Okada (et al.) // Biomed. Res. Trace Elements. — 2006. — Vol. 17. — P.335—338

98.   Lovell M.A. A potential role for alterations of zinc and zinc transport proteins in the progression of Alzheimer's disease. // J Alzheimers Dis. – 2009. - №16. – P. 71-83

99.   Lowe, N.M. Methods of assessment of zinc status in humans: a systematic review / N.M. Lowe, K. Fekete, T. Decsi // Am. J. Clin. Nutr. — 2009. — Vol. 89. — P. 2040—2051

100.   Lukaski H. Magnesium, zinc, and chromium nutrition and athletic performance. // Canadian Journal of Applied Physiology. – 2001. – Vol. 26. – P. 13-22.

101.   Magnesium and calcium deficiencies additively increase zinc concentrations and metallothionein expression in the rat liver / Megumi Kotani, Ki Hyun Kim, Natsumi Ishizaki, Masayuki Funaba, Tohru Matsui // British Journal of Nutrition. – Volume. 109. - Issue 03 - February 2013,- pp 425-432 DOI: http://dx.doi.org/10.1017/S0007114512001195, Published online: 09 May 2012

102.   Maret, W. R. Sandstead H.H. Zinc requirements and the risks and benefits of zinc supplementation // J. Trace Elem. Med. Biol. — 2006. — Vol. 20, No 1. — P.3—18.

103.   Michael H. Zinc and Health: Current Status and Future Directions. //The journal of nutrition. – 2000. - №130 – P. 1344S-1349S

104.   Micheletti A. Zinc status in athletes: Relation to diet and exercise. // Sports Medicine. – 2001. –Vol. 31. – P. 577-582.

105.   Ohno, T. Precise Zn isotopic ratio measurements of human red blood cell and hair samples by multiple collector-ICP-mass spectrometry / T. Ohno, A. Shinohara, M. Chiba (et al.) // Anal. Sci. — 2005. — Vol. 21, No 4. — P.425—428

106.   Qu X., Jia D. Synthesis of octahedral ZnO mesoscale superstructures via thermal decomposing octahedral zinc hydroxide precursors //J. of Crystal Growth. – 2009. – V . 311. – P. 1223-1228.

107.   Shankar A.H., Prasad A.S. Zinc and immune function: the biological basis of altered resistance to infection. //Am J Clin Nutr. – 1998. - №68(2 Suppl). – P. 447S – 463S.

108.   Singh J., Mittu B., Sharma A., Singla ML. Role of alkali metal hydroxide in controlling the size of ZnO nanoparticles in non-aqueous medium.

65

//International Journal of Fundamental & Applied Sciences – 2012 - №4 – P.91-93

109. Strand, T.A. Predictors of plasma zinc concentrations in children with acute diarrhea / T.A. Strand, R.K. Adhikari, R.K. Chandyo (et al. // Biomed. Res. Trace Elements.

110. The importance of folate, zinc and antioxidants in the pathogenesis and prevention of subfertility. / Ebisch I.M., Thomas C.M., Peters W.H., Braat D.D., Steegers-Theunissen R.P.// Hum Reprod Update. – 2007. - № 13(2) – P. 163-74

111. Wessells, K.R. Brown K.H. Estimating the global prevalence of zinc deficiency: results based on zinc availability in national food supplies and the prevalence of stunting, // PLoS One. — 2012. — Vol. 7, No 11. — P.505—568.

112. Wuehler, S.E. Use of national food balance data to estimate the adequacy of zinc in national food supplies: methodology and regional estimates / S.E. Wuehler, J.M. Peerson, K.H. Brown // Public Health Nutr. — 2005. — Vol. 8. — P.812—819.

113. Zinc supplementation in pre-diabetes: study protocol for a randomized controlled trial / Priyanga Ranasinghe, Ranil Jayawardena, ASAD Pigera, Prasad Katulanda, Godwin R Constantine, Priyadarshani Galappaththy // Ranasinghe et al. Trials 2013, 14 :52 http://www.trialsjournal.com/content/14/1/52

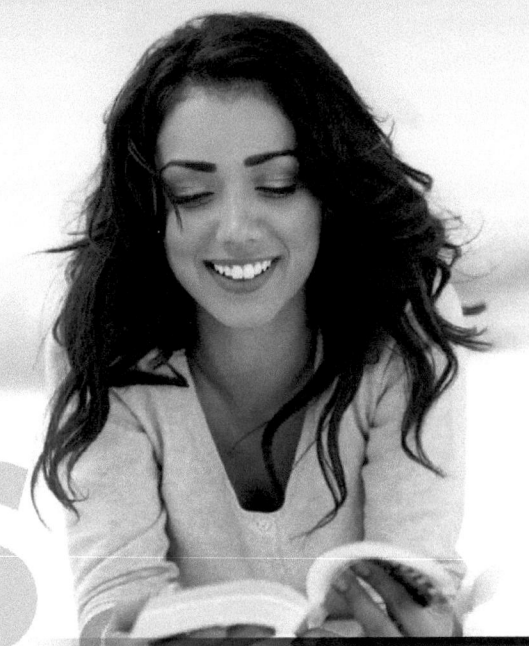

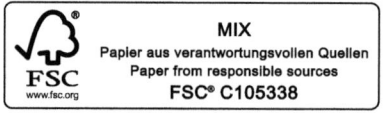
Printed by Books on Demand GmbH, Norderstedt / Germany